JN126763

CKD教育入院テキスト

川崎市立多摩病院腎臓・高血圧内科部長　**冨永直人** 【監修】

社会医療法人頌徳会日野クリニック院長　**今野雄介**

川崎市立多摩病院CKD教育入院ワーキンググループ【編集】

中外医学社

監修

冨永直人　川崎市立多摩病院腎臓・高血圧内科
今野雄介　社会医療法人頌徳会日野クリニック

編集

川崎市立多摩病院 CKD 教育入院ワーキンググループ

執筆（執筆順）

瀧　康洋　川崎市立多摩病院腎臓・高血圧内科（医師）
横山　健　国際医療福祉大学熱海病院腎臓内科（医師）
韓　蔚　川崎市立多摩病院腎臓・高血圧内科（医師）
久道三佳子　稲城市立病院腎臓内科（医師）
角　浩史　川崎市立多摩病院腎臓・高血圧内科（医師）
谷澤雅彦　テネシー大学ヘルスサイエンスセンター外科学（後期博士課程研究員）
　　　　　聖マリアンナ医科大学腎臓・高血圧内科（医師）
蜂須賀里菜　川崎市立多摩病院腎臓・高血圧内科（医師）
金城永幸　聖マリアンナ医科大学腎臓・高血圧内科（医師）
西根博恵　川崎市立多摩病院 4 階東病棟（看護師）
岡田みちよ　川崎市立多摩病院 4 階東病棟（看護師）
宮下　実　川崎市立多摩病院栄養部（管理栄養士）
石川春奈　川崎市立多摩病院薬剤部（薬剤師）
工藤真弓　川崎市立多摩病院薬剤部（薬剤師）
冨永直人　川崎市立多摩病院腎臓・高血圧内科（医師）
今野雄介　社会医療法人頌徳会日野クリニック（医師）
音部雄平　川崎市立多摩病院リハビリテーション科（理学療法士）
大成悟志　川崎市立多摩病院リハビリテーション科（理学療法士）
石渡希恵　川崎市立多摩病院腎センター（看護師）
本鍋田由美子　川崎市立多摩病院医療安全管理室（看護師）
大原節子　川崎市立多摩病院看護相談（看護師）
野崎美穂　川崎市立多摩病院救急災害医療センター（看護師）
圓　直美　川崎市立多摩病院腎センター（看護師）
寺下真帆　聖マリアンナ医科大学腎臓・高血圧内科（医師）
山寺邦子　川崎市立多摩病院内科外来（看護師）
松浦千絵　川崎市立多摩病院内科外来（看護師）
宮川惠子　川崎市立多摩病院医療相談センター（社会福祉士）
川上加奈　川崎市立多摩病院医療相談センター（社会福祉士）

はじめに

　腎疾患は自覚症状が現れにくいため，症状が出現した際にはすでに病期がかなり進行していることが多くみられました．しかし今日では，慢性腎臓病（CKD）の概念導入やさまざまな取り組みによって，より早期での発見がなされるようになってきており，集学的な治療により進行の抑制や寛解も目指せるようになりました．そのうえで，治療を成功に導くには患者さん自身が疾患を理解して主体的に治療に取り組むことが必要不可欠で，この点で CKD 教育入院が大きな役割を果たしています．

　本書の原型は，川崎市立多摩病院で腎センターを立ち上げ，早くから CKD 教育入院を実施された故・佐藤武夫先生が中心となり，当時のメンバーとともにまとめた「慢性腎臓病ハンドブック」です．その後も医師・看護師・薬剤師・管理栄養士・理学療法士・社会福祉士からなる CKD 教育入院ワーキンググループにより，数年毎に改定を重ねて現在の形になりました．

　本書が，広く全国の CKD 患者さんの診療に役立つことを心から願ってやみません．

2020 年 2 月

今野 雄介
冨永 直人

目次

腎臓のつくりとはたらき

腎臓はどこでなにをしているのか

　腎臓は，人体にとってとても大切な臓器ですが，どこにあってどんな役割をもっているのかについては，意外と知らないことが多いようです．まずはじめに，腎臓とそのはたらきについて解説しましょう．

---

① 腎臓の位置とつくり

point

- 腎臓は腰よりやや上の背中側に左右1個ずつある．
- 形はそら豆のようで，大きさは大人では握りこぶしほど（**図 1-1**）．
- 糸球体というたくさんの小さな濾過装置の集まりが，血液から尿をつくる．

位置

　腎臓は，**図 1-1** のように**腰よりやや上の背中側に左右1個ずつ**あります．

　右側の腎臓は上に「肝臓」があるため，左側よりやや低い位置にあります．

　腎臓のすぐ上には「副腎」という小さな臓器がありますが，これはホルモンを分泌することを専門とした臓器で，腎臓とはまったく別のものです．

形と大きさ

　腎臓は大きなそら豆のような形をしています．大人の正常な腎臓は**片手の握りこぶしほど**の大きさで，長径10〜11cm，重さは150g前後です．

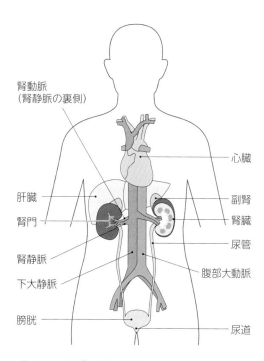

腎動脈
（腎静脈の裏側）

心臓

肝臓

副腎

腎門

腎臓

腎静脈

尿管

下大静脈

腹部大動脈

膀胱

尿道

図 1-1 ● 腎臓の形と位置

腎臓につながっている管

腎臓にはいくつもの管がつながっています.

- **腎動脈** …… 汚れた血液を腎臓に運ぶための通り道.
- **腎静脈** …… きれいになった血液を心臓に戻すための通り道.
- **尿　管** …… 腎臓でつくられた尿を膀胱に運ぶための通り道. 尿は尿管を通って膀胱にためられ, そこから尿道を通過して体の外に排泄されます.

腎臓の構造 (図1-2)

腎臓に血液を運び込む腎動脈は, 腎臓の中でどんどん枝分かれして細くなり, 最終的に「**糸球体**」という毛細血管でできた濾過装置に到達します. 糸球体はわずか0.2mm程度の大きさでフィルターのような構造をしており, 糸球体の中の毛細血管から水分や老廃物やミネラルが血管の外にこし出されます (これが尿のもと「原尿」です). しかし, 体に必要な栄養素 (蛋白質など) や赤血球は, ほとんどこし出されないようになっています. 不必要なものがなくなりきれいになった血液は, 腎静脈を経由して心臓に流れていきます.

その後, 原尿は**尿細管**という曲がりくねった管を通過します. 尿細管を通過するときに, さらに老廃物やミネラルを排出したり, 反対に糸球体で濾過された水分やミネラルの一部を体内に取り戻したりして, 最終的に体外に排泄する「尿」に調整していきます.

糸球体一つとそれに続く尿細管を合わせて「**ネフロン**」とよびます. ネフロンは腎臓1個につき100万個あります. 腎臓病では, 正常に働くネフロンの数が少なくなるため, 残っているネフロンが普通以上に頑張って仕事をするようになります. しかし, そのために1個のネフロンにかかる負担が増えてしまうので, 負担が増えたネフロンの一部が壊れてしまって頑張ることができるネフロンがさらに少なくなる, という**悪循環**が生じるのです.

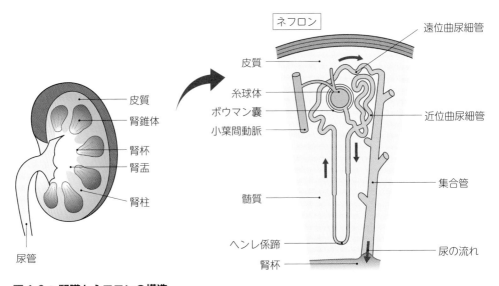

図1-2 ● 腎臓とネフロンの構造

② 腎臓のはたらき

● 腎臓の役割は，
 ・余分な水分を排泄する．
 ・老廃物を排泄する．
 ・ミネラルや pH（酸性度）のバランスを整える．
 ・造血ホルモンをつくる．
 ・ビタミン D を，その効果が発揮される状態に活性化する．
 ・血圧を調節するホルモンをつくる．

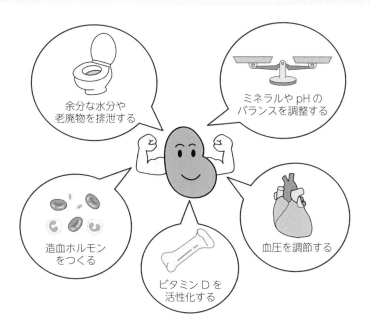

余分な水を排泄する

　人体はエネルギーやビタミンなどの必要な物質をおもに腸から吸収しています．このとき，あらゆるものが水に溶けた状態でなければ吸収できないため，毎日腸から多くの水分を吸収することが必要です．こうして吸収された水分のうち，一部は汗や呼気中の水蒸気や便の水分として出て行きますが，それでも毎日 1.0 〜 1.5 リットル程度は余るのです．この余分な水分を尿として体の外に排泄するのが腎臓の大切な役割の一つです．

　腎臓のはたらきが悪くなると十分な量の尿がつくれなくなります．すると体に水分がたまってしまい，浮腫（むくみ）が現れたりするのです．

老廃物を排泄する

　体から老廃物を排泄する役目は「肺」と「肝臓」と「腎臓」が担っています．このうち

腎臓から排泄される老廃物にはとても多くの種類があります．腎臓のはたらきが悪くなると，こうした老廃物が体内にたまってしまい，体調が悪くなります（尿毒症といいます）．

ミネラルや pH（酸性度）のバランスを整える

体内のミネラルの濃度は，濃くても薄くてもよくありません．また，体の pH（酸性度）も，酸性に傾いてもアルカリ性に傾いてもさまざまな不具合が生じてしまいます．これらのバランスを調整している臓器が腎臓です．

腎臓でバランスをとっている物質はとてもたくさんありますが，代表的なものに，ナトリウム（Na），クロール（Cl），カリウム（K），カルシウム（Ca），リン（P），尿素窒素（BUN），重炭酸イオン（HCO_3^-）などがあります．そのうちいくつかを詳しく説明しましょう．

●体内の pH（酸性度）の維持

体の中では，呼吸や栄養素の分解によって常に「酸」がつくられています．腎臓では，こうしてつくられた酸を排泄したりアルカリ性の物質をつくったりすることで，体内のpH を一定に保っています．

●ナトリウム（Na）量の維持

食塩に含まれるナトリウムは体内でとても重要な役割があるので，過剰に摂取すると体にさまざまな問題が生じます．そのため腎臓では，食塩として体に**入ってくるナトリウムの量と正確に同じ量のナトリウムを尿の中に排泄**することで，体内のナトリウム量を一定に保っているのです．

●カリウム（K）濃度の維持

カリウムは細胞の中に豊富にあるイオンで，神経細胞や筋肉のはたらきにとって重要な役割を果たしています．血液中のカリウムの濃度が大きく変動すると，手足に力が入りづらくなったり，心臓の動きがおかしくなったりするなどの症状がでます．腎臓は尿に排泄するカリウムの量を調節し，カリウムの濃度を一定範囲にコントロールしています．

造血ホルモンをつくる

血液中の「赤血球」は酸素や二酸化炭素を運ぶはたらきがあり，骨髄で造られています．骨髄で赤血球をつくるためには，材料となる「鉄」と，造血の指令を伝える「ホルモン」の両方が必要です．このホルモンは「エリスロポエチン」とよばれ，腎臓で産生および分泌されています．腎臓の細胞が貧血の状態を感知して，エリスロポエチンの量を調節しているのです．

ビタミンD を活性化する

「ビタミンD」はビタミンの一種ですが，体内では「情報を伝える物質」すなわちホルモンとしてはたらいています．ビタミンD は，骨の材料であるカルシウムやリンが腸から吸収されるのを助けるはたらきがあります．

ビタミンD は，食物から吸収する，あるいは日光を浴びた皮膚でつくられるのですが，そのままでは効果を発揮することはできません．肝臓で少しだけ形を変えられ，さらに腎

臓でも形を変えられて，ようやく効果を発揮できる形（活性型ビタミンＤといいます）になるのです（**図1-3**）．この一連の流れのなかで，必要に応じて調整を行っているのが腎臓による活性化なのです．したがって，腎臓のはたらきが低下するとビタミンＤの効果が弱まってしまうのです．

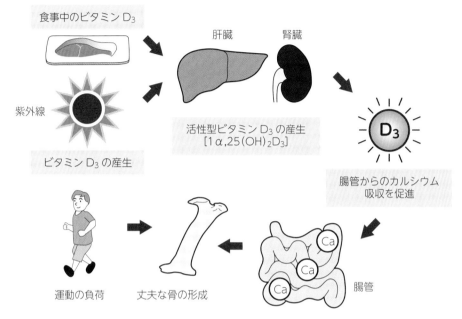

図 1-3 ● カルシウムの吸収のしくみ

血圧を調節するホルモンをつくる

　血圧の調節に関係のあるホルモンはたくさんありますが，そのうち腎臓が分泌を調節しているのが「レニン」というホルモンです．レニンには，他のホルモンと協力して全身の血圧を上昇させるはたらきがあります．

COLUMN 1

レニン・アンジオテンシン・アルドステロン系（RAAS）

　レニンによって増加するホルモンは「アンジオテンシンⅡ」といいます．アンジオテンシンⅡは，血管収縮作用によって血圧を上昇させるとともに，副腎皮質という臓器に作用して「アルドステロン」というホルモンを増加させます．アルドステロンは体液量を増やすことによって血圧を上昇させます．こうした一連のホルモン相互作用のしくみは「レニン・アンジオテンシン・アルドステロン系（RAAS）」とよばれ，腎臓や高血圧と密接な関係があるのです．

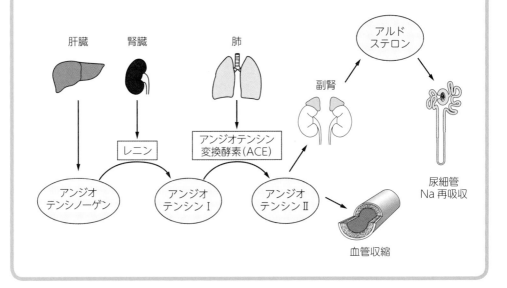

COLUMN 2

腎臓へ流れる血流量と尿排泄量

　心臓から送り出される血液の量は成人で1分間に約5L程度で，これが全身のさまざまな臓器に分配されます．そのうち腎臓には，左右合わせて約1L（全体の20％）もの血液が流れます．脳（約15％）や全身の筋肉（約15〜20％）や心臓（約5％）といった他の重要臓器と比較しても，血液を大量に必要とする臓器であることがわかります．しかし人間が身体運動をしているときには，筋肉や皮膚で大量の血液を必要とするため，腎臓に流入する血液はその分だけ減少します．運動をしているときには大量に尿をつくる必要はな

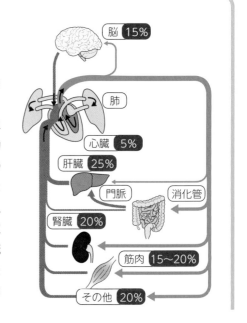

いので，理にかなった変化であるともいえます．

　血液は，約 50% が液体成分（血漿といいます）でできていますので，腎臓には 1 分間に 0.5 L の血漿が流れます．その血漿のうち糸球体で濾過されて原尿となるのは 1/5 程度で，1 分間に 0.1 L（＝100 mL）の原尿がつくられていることになります．これを 1 日（＝1,440 分）に換算すると，144 L の原尿がつくられることになります．しかし，原尿はその 99% が尿細管を通過するときに再び体に吸収されて戻されるので，私たちの尿は（個人差はありますが）1 日 1 〜 2 L 程度となるのです．

COLUMN ❸

血管系と血圧（体循環）

　心臓から送り出されたばかりの血液が通る「大動脈」には，とても高い圧力（血圧 120 〜 140 mmHg）がかかっています．しかし，大動脈から「腎動脈」が枝分かれし，腎臓のなかでさらに枝分かれして細くなるにしたがって血圧も徐々に低下し，毛細血管である糸球体のすぐ手前の「細動脈」では 40 〜 60 mmHg 程度まで下がります．高血圧や腎臓病のときには，細動脈の血圧が高くなってくることで糸球体に負担をかけてしまうことが知られています．

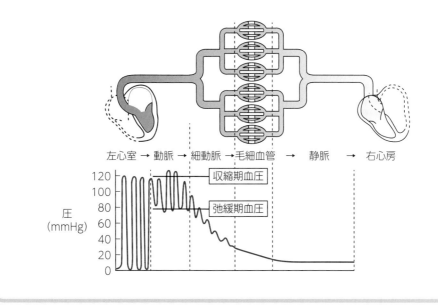

〔瀧 康洋　横山 健〕

第2章 慢性腎臓病（CKD）とは

CKD について知っていますか

　腎臓病の分野では，近年「慢性腎臓病（CKD）」という言葉を見かけることが多くなりましたので，患者さんのなかにはご存じの方もいらっしゃるでしょう．基本的なことからご説明していきましょう．

① 腎臓病の起こりかた

point
- 腎臓のはたらきが徐々に低下する病気である．
- 多くの病気や状態が CKD を引き起こす．
- 日本全国に約 1,330 万人いるといわれている（約 8 人に 1 人）（2011 年のデータより）．
- 自覚症状がほとんどないため，気が付かないうちに病気が進みやすい．
　⇒早期に発見して，対策をとることが重要である．

　腎臓は，いったんそのはたらきが悪くなると簡単には治りません．ですから，病気が進んでしまう前にできるだけ早く見つけることが大切です．腎臓病の症状には，「**全身がむくむ，だるい，食欲がない，立ちくらみがする，尿の量が減った，尿が泡立つ，吐き気がする**」などがあるので，こうした症状が出てきたときはすぐに検査を受けることが必要です．

　しかし困ったことに，腎臓病は**初期のうちにはあまり症状があらわれない**ため，「症状が出たときには状態がかなり悪くなってしまっていた」という患者さんも多いのです．ですから，健康診断の尿検査や血液検査，血圧測定など，早期に異常を見つける機会が大切です（**図 2-1**）．

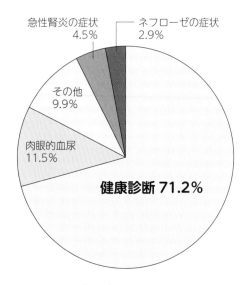

図 2-1 ● 腎臓病がみつかったきっかけ
〔堺　秀人，他. 厚生省特定疾患進行性腎障害調査研究班（黒川清班長），平成 7 年度研究業績. 1996. p.1-5[1]〕

② CKD とはなにか

上に述べたように，腎臓病は早く見つけることが難しい病気です．そこで，わかりやすい「簡単な基準」を定めておいて，これに当てはまる人は「腎臓が要注意なので詳しく調べることにしよう」という考え方が，世界的に広まってきました．この「腎臓が要注意」に当てはまる状態に対して，「**慢性腎臓病＝ Chronic Kidney Disease（CKD）**」という新しい病名をつけたのです（**表 2-1**）．

表 2-1 ● CKD の診断基準

基準①：腎障害の存在が明らか（蛋白尿・血尿，画像検査，血液検査，病理検査などの異常）
基準②：糸球体濾過量（eGFR）が 60 mL/min/1.73m^2 未満に低下
上記①，②のいずれか，または両方が 3 ヵ月以上持続することで診断

※糸球体濾過量（eGFR）については後で詳しく説明します．

CKD の「基準」は**表 2-1** の 2 つで，どちらか 1 つでも当てはまれば専門医を受診して詳しく調べることが推奨されています．

日本人には，この基準で判断して CKD にあたる人が 1,330 万人程度と推定されているのです（**表 2-2**）．

表 2-2 ● 日本の CKD の患者数

GFR ステージ	尿蛋白 −〜±	尿蛋白 1+ 以上
G1	2,803 万人	61 万人
G2	6,187 万人	171 万人
G3a	886 万人	58 万人
G3b	106 万人	24 万人
G4	10 万人	9 万人
G5	1 万人	4 万人

のところが CKD に該当しています

平成 23 年度厚生労働省 CKD の早期発見・予防・治療標準化・進展阻止に関する研究班

（CKD の重要性 . In: 日本腎臓学会，編 . CKD 診療ガイド 2012．東京；東京医学社，2012. p.5-7 [2]．表 4 より改変）

③ CKD の原因

CKD には原因（原疾患）があります．原疾患の診断がつくことが多いですが，特にすでに進行している場合など，診断が困難なこともあります．CKD の原因になりやすい病気としては，**糖尿病，高血圧，慢性糸球体腎炎（IgA 腎症など），急速進行性糸球体腎炎，間質性腎疾患，多発性嚢胞腎，腎盂腎炎，自己免疫性疾患**などがあります[3, 4]（**図 2-2**）．

その他にもまれですが，「肝炎ウイルスに伴って起こる腎炎」，「がんに伴って起こる膜性腎症」，「肥満に関連した腎症」，「血管炎」など，実にさまざまな病気が CKD を引き起こすことが知られています．

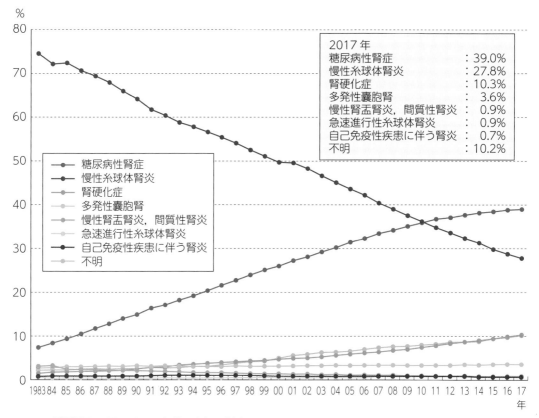

図 2-2 ● 透析導入に至る CKD 患者の病気の割合

(新田孝作, 他. 透析会誌. 2018；51：699-766[3])

④ CKD の危険因子

実は，CKD にかかりりやすくなってしまういくつかの要素（**危険因子**といいます）がわかっています．現在知られているCKDの危険因子は，**表 2-3** の通りです．

これらの要素のなかで，当てはまるものをなるべく減らしてゆくことが，CKD の予防につながるのです[4, 6]．

A～Eの因子は治療介入することが困難ですが，F やG の因子に関しては，発症しないように予防策を講じた

表 2-3 ● CKD の危険因子

A	高齢である
B	CKD の家族歴がある
C	出生時に低体重だった
D	生まれつき腎臓が小さい
E	生まれつき腎臓が片方しかない
F	急性腎不全になったことがある
G	ある種の薬剤（抗菌薬・鎮痛薬など）を常用している
H	喫煙している
I	糖尿病
J	高血圧
K	心不全
L	脂質異常症
M	肥満・メタボリック症候群
N	膠原病
O	全身感染症
P	尿路感染
Q	尿路結石・尿路閉塞など
R	健診で尿蛋白異常が見つかったことがある

り，早期の対応・治療で改善が期待できたりするものもあります．H～Qに関しては自己管理や治療で軽減，コントロールできるものが多いため，CKD発症予防において早期の介入が重要になります．

上記にあげたように，**図2-3**のような方は要注意です[7]．

高齢者

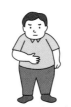

高血圧や糖尿病，肥満などの生活習慣病やメタボリックシンドロームがある

過去に心臓病や腎臓病になったことがある

家族に腎臓病の人がいる

健診などで蛋白尿が見つかったことがある

たばこを吸っている

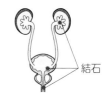

尿路結石症・感染症がある

膠原病や感染症などの全身疾患がある

生まれつき・生まれたときの原因

ある種の薬剤を服用している

図2-3 ● こんな人はCKDに要注意です！

◎参考文献
1) 堺　秀人, 他. 厚生省特定疾患進行性腎障害調査研究班（黒川清班長）, 平成7年度研究業績. 1996. p.1-5.
2) CKDの重要性. In: 日本腎臓学会, 編. CKD診療ガイド2012. 東京; 東京医学社, 2012. p.5-7.
3) 新田孝作, 他. わが国の慢性透析療法の現況（2017年12月31日現在）. 透析会誌. 2018; 51: 699-766.
4) 柴垣有吾. 保存期腎不全の診かた− 慢性腎臓病（CKD）のマネジメント. 東京: 中外医学社; 2006. p.7, p.200-1.
5) 内田俊也. CKDと高尿酸血症: 病態と治療. 痛風と核酸代謝. 2015; 39: 113-20.
6) 安田　隆, 監修. 腎不全総論. In:病気が見えるVol 8 腎, 泌尿器. 東京:メディックメディア;2012. p.202-23.
7) 日本腎臓病協会HP. https://j-ka.or.jp/ckd/care.php

〔韓 蔚　久道三佳子〕

第3章 CKDのステージ

CKD の重症度や治療の重要な指標

　他の病気と同様に，CKD も次第に進行していくことがあります．いま，あなた
の患者さんの CKD はどのくらい進んでいるのでしょうか．また，進み具合によっ
て何が変わってくるのでしょうか．気になる疑問にお答えしましょう．

---

① CKD のステージとGFR（糸球体濾過量）

point

- 糸球体濾過量（GFR）の数値で分類する．
- GFR が低いほど CKD ステージが進行しており，腎臓のはたらきが悪い．
- 症状は，腎機能が相当悪くなってからでてくる．
- CKD ステージが高いほど，さらに進行しやすくなる．
  - → 特にステージ G3 〜 4 あたりからは進行していく可能性が高い．
- ステージ G5 まで進むと腎代替療法（透析など）の準備が必要になる．

　CKD のステージ（stage ＝病期：病状の進行度合い）はステージ G1 〜 5 までの 6 段
階に分けられています（※ステージ G3 に a と b があります）．ステージ G1 がもっとも
軽く，ステージが進むほど腎臓のはたらきが低くなります．ここでいう「腎臓のはたらき」
とは，たくさんある腎臓の役割のなかで，特に「老廃物をこし出すはたらき」のことを指
しています．

　老廃物をこし出すはたらきの指標として，有用でもっとも広く用いられているのが「糸
球体濾過量（GFR）」です．GFR は「身体に不要な老廃物を尿へ捨てる能力」の大きさを

表 3-1 ● CKD のステージ分類

GFR 区分 (mL/min/1.73m²)	G1	正常または高値	≧ 90
	G2	正常または軽度低下	60 〜 89
	G3a	軽度〜中等度低下	45 〜 59
	G3b	中等度〜高度低下	30 〜 44
	G4	高度低下	15 〜 29
	G5	末期腎不全（ESKD）	< 15

〔日本腎臓学会．エビデンスに
基づく CKD 診療ガイドライ
ン 2018. 東京: 東京医学社;
2018（表 1　CGA 分類．In:
CQ2 CKD の重症度はどのよ
うに評価するか？p.2-5）[1]〕

JCOPY 498-22454

示す数値であり，"GFR が低い"ほど"腎臓のはたらきが悪い"ということになります．

　腎臓のはたらき（＝ GFR）が低下してくると，本来なら尿に排泄されるはずの老廃物が体内に蓄積されるようになり，これに伴ってさまざまな検査値の異常や体調不良（自覚症状といいます）が生じてきます．そのため，CKD ステージの基準として GFR が使用されているのです．GFR の数値に基づいたステージ分類の表を載せておきます（**表 3-1**）．

② CKDのステージと症状（表 3-2）

　CKD は，初期（ステージ G1 ～ 2）のうちは無症状で，血液検査や尿検査がわずかな異常を示すだけです．ステージ G3 あたりになると，夜間にトイレが近くなってきたり，「高血圧」や「軽い貧血」などがあらわれてきたりします．さらにステージが進行してくると，「倦怠感（だるさ）」などの軽い体調の悪化がみられますが，非常にゆっくりと進む場合にはほとんど自覚されないことも珍しくありません．ステージ G5 まで進むと「集中力の低下」や「頭痛」，「食欲低下」，「歯茎などから血が出やすい」，「全身がかゆい」，「浮腫（むくみ）が目立つ」，「肺に水がたまる」，「吐き気や嘔吐が続く」，「筋力が低下する」……などといった，いわゆる「尿毒症症状」が徐々にあらわれるようになります．こうした症状がひどくなると，食事療法や薬物療法では改善させることができず，次第に悪化してつらくなるばかりなので，腎代替療法を行うことが必要になります．下記の表は各 CKD ステージで生じる症状ですが，あくまで目安であり，症状が出現する時期やより前面に出る症状はその患者さんや原疾患によって多少異なります．

表 3-2 ● 腎機能低下による症状と CKD ステージの目安

初期（ステージ G1 ～ 2）	ほぼデータ異常のみで無症状
中期（ステージ G3 ～ 4）	自覚症状が出はじめる（むくみ，倦怠感，高血圧，貧血など）
後期（ステージ G5）	さまざまな症状が出て体調が悪化 （集中力低下，筋力低下，頭痛，全身の強いむくみと疲労感，息切れ，吐き気／食欲低下，出血傾向，かゆみ，高血圧，不整脈など）

（文献 2，3 をもとに作成）

　個々の症状については，また後で説明します．

　またステージが進んでくると，不快な症状が出はじめるだけではなく，さまざまな「合併症」も起こりやすくなり，大きな問題であると考えられるようになってきています．主な重大合併症は，心血管疾患（心筋梗塞や脳梗塞，下肢の血流障害・動脈閉塞など）があげられ，CKD が進むとそのリスクが高まりますが，CKD の早いステージからでも十分リスクがあり，どのステージでもこれらのリスクに対して評価・介入する必要があります（禁煙・食事・適度な定期的運動などの生活習慣の指導，血圧・脂質・血糖コントロール，肥満の予防など）[3]．

　現代の医学でも，CKD でひとたびステージが進んでしまうと，もとどおりに戻すことはまずできません．ですから，早いうちから腎臓にかかる負担を少しでも減らして，ステージの進行をできるだけ遅らせることが，なによりも大切になるのです（**図 3-1**）．

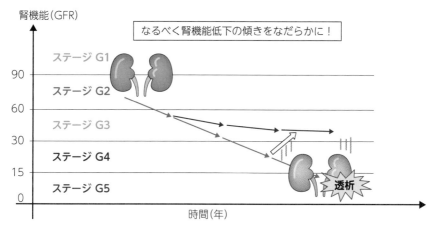

図 3-1 ● 腎機能の推移

③ CKDの重症度分類

　2012 年に，CKD の新しい重症度分類が発表されました（**図 3-2**）[4]．老廃物の排泄機能だけでなく，尿蛋白（多いと腎臓を傷めやすい）の量も考慮するように改められました．そのほか，原疾患（疑いも含む）も併記するように改められました．

図 3-2 ● CKD の重症度分類

原疾患		蛋白尿区分		A1	A2	A3
糖尿病		尿アルブミン定量 (mg/ 日) 尿アルブミン /Cr 比 (mg/gCr)		正常	微量アルブミン尿	顕性アルブミン尿
				30 未満	30 ～ 299	300 以上
高血圧 腎炎 多発性囊胞腎 移植腎 不明 その他		尿蛋白定量 (g/ 日) 尿蛋白 /Cr 比 (g/gCr)		正常	軽度蛋白尿	高度蛋白尿
				0.15 未満	0.15 ～ 0.49	0.50 以上
GFR 区分 (mL/min /1.73m²)	G1	正常または高値	≧90			
	G2	正常または軽度低下	60 ～ 89			
	G3a	軽度～中等度低下	45 ～ 59			
	G3b	中等度～高度低下	30 ～ 44			
	G4	高度低下	15 ～ 29			
	G5	末期腎不全（ESKD）	<15			

重症度は原疾患・GFR 区分・蛋白尿区分を合わせたステージにより評価する．CKD の重症度は死亡，末期腎不全，心血管死発症のリスクを緑 ■ のステージを基準に，黄 ■，オレンジ ■，赤 ■ の順にステージが上昇するほどリスクは上昇する．　　　　　　　（KDIGO CKD guideline 2012 を日本人用に改変）

（日本腎臓学会，編．CKD 診療ガイド 2012．東京医学社; 2012[4]）

　CKD が進むほど末期腎不全，心血管疾患やそれ以外の原因による死亡の危険性が上がってくるため，リスクをそれぞれ緑→黄色→オレンジ→赤の順に色分けして表示しています．

COLUMN

糖尿病と腎疾患

　糖尿病性腎症では蛋白尿が多く病気の進行に伴い増加することが一般的です．一方で腎硬化症は蛋白尿が少ないといわれていますが，近年，糖尿病患者でも，蛋白尿（アルブミン尿）が少ない方もいることがわかってきました．この病態では，蛋白尿が増えずに腎機能が増悪するため，尿検査だけでは診断困難で，定期的な血液検査が必要となります．このため今までの蛋白尿（アルブミン尿）の多い典型的な糖尿病性腎症に加えて，顕性アルブミン尿を呈さないで腎機能が低下する非典型的な臨床像の糖尿病関連腎疾患を含めた，「糖尿病性腎臓病（DKD）」という病名が使われるようになりました〔さらに糖尿病患者が糖尿病以外の CKD の原疾患（IgA 腎症・多発性嚢胞腎など）を合併した場合は，CKD with diabetes（糖尿病合併 CKD）とよび，糖尿病性腎症と糖尿病性腎臓病を包括する概念となっています〕[1]．

---

4) CKDの進みかた

　CKD はステージが進むほどますます進行しやすくなり，ステージ G3 以上になると「GFR の 1 年毎の低下率は約 4 mL/min/1.73m^2 程度」になるといわれています．

　また，ステージの進みやすさは CKD の原因疾患によっても異なることがわかっています（**表 3-3**）．進みやすい順に並べると，「糖尿病＞糸球体疾患＝高血圧＞間質性疾患＝多発性嚢胞腎」となります．特に糖尿病では，「GFR が 1 年間に 12 mL/min/1.73m^2 も低下する」という報告もあるのです．

表 3-3 ● CKDの原因疾患とeGFR 低下速度

CKD の原疾患	eGFR 低下速度 (mL/min/1.73m^2/ 年)
糖尿病	0 〜 12.3
糸球体疾患	1.4 〜 9.5
高血圧	2.0 〜 10.4
間質性疾患	2.0 〜 5.4
多発性嚢胞腎	3.8 〜 5.4

（柴垣有吾. 保存期腎不全の診かた - 慢性腎臓病（CKD）のマネジメント. 東京. 中外医学社；2006. p.5, p.24-26）

　他にも CKD を進みやすくする原因として下のような要因が知られています．

● 蛋白尿…尿に蛋白がたくさん漏れ出ているほど進みやすい．

● 高血圧…全身の血圧が高くなるほど進みやすい（一方，必要以上に血圧が低すぎても，腎機能は悪化することがある．p.31「COLUMN ⑨」参照）．

● 貧血……貧血が高度になるほど進みやすい．

　これらについては後で詳しく説明しますが，こうした条件をなるべく取り除くことが治療の要点であるといえるでしょう．

◎参考文献

1) 日本腎臓学会, 編. エビデンスに基づく CKD 診療ガイドライン 2018. 東京:東京医学社;2018 (表 1 CGA 分類.
   In: CQ2 CKD の重症度はどのように評価するか？ p.2-5)
2) 日本腎臓学会, 日本透析医学会, 日本移植学会, 日本臨床腎移植学会. 腎不全－治療選択とその実際. 2017年度版.
   p.3-4.
3) 柴垣有吾. 保存期腎不全の診かた - 慢性腎臓病（CKD）のマネジメント. 東京: 中外医学社; 2006. p.5, p.24-6.
4) 日本腎臓学会, 編. CKD 診療ガイド 2012. 東京医学社; 2012.

〔韓 蔚　久道三佳子〕

CKDの検査

検査データとどう向き合うか

　CKDの初期は無症状ですが，進行するにつれてやがて自覚症状が出てきます．その症状は検査データと関連して発症するものもあれば，関連しないものもあります．また患者さんのなかには病院で手渡される検査データの項目が多すぎて覚えきれないという方もいらっしゃるでしょう．本章では特に注目していただきたいデータについて説明します．

① 血液検査のみかた

point
- ●腎機能を表す代表的な数値はクレアチニン（Cr）値である．
- ●推算糸球体濾過量（eGFR）は，Cr値と年齢・性別から計算した腎機能の目安で，経過を比較しやすいのが利点である．
- ●代表的な尿毒素の一つに尿素窒素（BUN）がある．
- ●電解質で重要なものはカリウム（K）とリン（P）である．
- ●その他の重要な項目に，ヘモグロビン（Hb）値と重炭酸イオン（HCO_3^-）濃度がある．

クレアチニン（Cr）

血清クレアチニン値　基準値…男性：0.61〜1.09 mg/dL，女性：0.47〜0.79 mg/dL

　クレアチニンは，検査結果の表などでは「Cr」や「Cre」と表示されていることもあります．**腎機能の指標として，最もよく使われるのがこのクレアチニンです**．クレアチニンは腎臓から排泄されるため，腎機能が悪くなるとクレアチニン値は高くなっていきます（＝クレアチニン値は高いほうが悪い）．

　ただし，クレアチニン値は「全身の筋肉量」に比例して変化するので，筋肉質な若い男性であれば腎機能が正常であってもクレアチニン値は高くなり，ご高齢の女性や寝たきりの方など筋肉量が少ない方ではクレアチニン値が低くなります．そのため正常値の幅が広く，解釈には注意が必要となります．そこで次の推算糸球体濾過量という指標が重要になります．

推算糸球体濾過量（estimated glomerular filtration rate：eGFR）

　「GFR」とは「糸球体濾過量」のことです．腎臓の糸球体は，血液から原尿（尿のもと）をつくるフィルターの役目を果たしているので，「1分間にどれくらいの血液を濾過し原尿をつくれるか」が，腎臓のはたらきを表す重要な目安になります．そのため「GFRの値が高いほど腎機能が良好である」と考えます．この能力を表すのが「糸球体濾過量＝GFR」です．

　実は，GFRを正確に測定する手順はとても煩雑なので，これまではあまり使われてきませんでした．しかし，血清クレアチニン値・年齢・性別という3つの情報から「GFR」を推定する計算方法が考え出されたため，2010年頃から日常臨床でも広く用いられるようになってきました．それが，**「推算糸球体濾過量＝eGFR」**なのです．第3章で示した図3-2（p.20）はCKDの重症度分類ですが，eGFRの数値が低いほどステージが進行しているということがわかると思います．現在ではほとんどの病院で自動的にこのeGFRが検査結果に反映されるようになっています．自施設のどの項目がeGFRに相当するか，患者さんに認識してもらえるように注目しましょう．

COLUMN

クレアチニン値とeGFR

　GFRとは「腎臓で1分間に濾過される原尿の量」を表す数字で，腎臓による血液浄化能力を直接反映します．しかし，このGFRの値を正確に求めるには，「正確な速度で薬剤を点滴しながら，一定時間の尿をすべて採取する」イヌリンクリアランスの測定という手間と時間のかかる方法しかないため，実際にはあまり使われていません．一方で，クレアチニン値は年齢・性別によって正常値が異なりますので，クレアチニン値だけで腎臓のはたらきを推定するのはややむずかしい面があります．そこで，この欠点を克服するために考え出されたのがeGFRなのです．多くの日本人の患者さんで，正確なGFRの測定に加えてさまざまなデータを集めました．そしてその結果に基づいて，「血清クレアチニン値」・「年齢」・「性別」からなる計算式をつくり，これを用いてかなり正確にGFRを推定できるようになりました．今では，eGFRは日常的に使われるようになっています．

血清尿素窒素（blood urea nitrogen: BUN）

血清尿素窒素値　基準値: 8.0 ～ 22.0 mg/dL

尿素窒素は，蛋白質の代謝に伴い肝臓で合成されて腎臓から排泄される物質です．そのため，腎臓が悪くなると血中の値が上昇してしまいます．

ただし，尿素窒素は蛋白質が分解されてできるもの（代謝産物といいます）なので，蛋白質を含んだ食事をたくさん食べたり，身体を構成する蛋白質が普段より多く分解されたりするような状況（異化亢進）では数値が上昇することがあります．ですから，数値の意味を解釈するときには，腎機能悪化以外に尿素窒素が上昇する原因がないかに注意する必要があります．

尿素窒素もそうですが，「腎臓が悪くなってきたときに体内に蓄積して体調の不良をもたらす物質」のことを**尿毒症物質**とよびます．尿毒症物質と考えられている物質は数百種類もありますが，そのほとんどが普通の採血では測定することができません．そのため，尿素窒素はそれらの測定しづらい尿毒素の代表とみなされることもあります．

カリウム（K），リン（P）

血清カリウム濃度　保存期 CKD の目標値: 4.0 ～ 5.5 mEq/L

血清リン濃度　　　保存期 CKD の目標値: 2.5 ～ 4.5 mg/dL

第 1 章（p.10）で述べたように，カリウムは体内で重要なはたらきをしている電解質です．腎臓のはたらきが悪くなると尿からカリウムを体外に排泄することができなくなり，体内のカリウム濃度が高くなることがあります．この状態を高カリウム血症といいます．これは不整脈による突然死の可能性も出てくる危険な状態であり，緊急の治療が必要になります．

リンもミネラルの一種で，蛋白質に多く含まれる物質です．カリウム濃度と同様に腎臓から排泄されるため，腎機能の悪化に伴いリン濃度が上昇します．実際にリン濃度が上昇するのは，CKD のステージ G4 ～ 5 以降といわれています．リン濃度が高い状態が続くと血管の石灰化に伴う心血管疾患（心筋梗塞や脳梗塞など）や骨障害（腎不全に伴う骨障害など）を引き起こすことがあります．

ヘモグロビン（Hb）

血清ヘモグロビン値　保存期 CKD の目標値: 11 ～ 13 g/dL

ヘモグロビン（Hb）は貧血の程度を示す目安の数値で，この値が下がると貧血と診断することができます．腎機能障害が進行すると，腎臓で産生および分泌されるエリスロポエチン（骨髄での赤血球産生を促すホルモン）の量が少なくなるため貧血が進行します．

腎臓でのエリスロポエチン産生の低下による貧血を**腎性貧血**とよび，CKD ステージ G3b 以降から頻度が増えてきます．症状は息切れや倦怠感などが自覚症状としてありますが，慢性的な貧血の患者さんでは自覚症状を感じにくくなってしまいます．そのため血液検査結果で毎回確認しましょう．CKD 患者さんは腎性貧血以外の貧血（鉄欠乏性貧血，降圧薬による副作用など）であることも多いので，貧血の患者さんは原因検索が必要になります．

重炭酸イオン（HCO₃⁻）

重炭酸イオン（HCO_3^-）濃度　保存期 CKD の目標値：22 〜 26 mEq/L

　基本的に生命活動においては，細胞の代謝，食物の代謝過程で体が酸性に傾く方向に進みます．重炭酸イオン（HCO_3^-）は体液の pH（酸性度）のバランスをとるために働いているイオンです．HCO_3^- は腎臓のはたらきによって，尿細管（尿の通り道）で再吸収されることで一定に保たれているため，CKD が進行すると低下してきて，体が酸性に傾いてきます．体が酸性に傾いていくことを**代謝性アシドーシス**とよびます．代謝性アシドーシスの状態が続くと，骨粗しょう症や低栄養，全身の細胞の正常なはたらきが維持できないなどの弊害が生じます．また，代謝性アシドーシスの際にはカリウムが上昇しやすくなります．

② 尿検査のみかた

point
- 尿蛋白は，試験紙法〔（−）〜（3＋）〕と実際の量（＝定量）をみる．
- 尿潜血は，試験紙法〔（−）〜（3＋）〕と実際の数（＝沈査）をみる．

蛋白尿

　蛋白尿とは，尿に蛋白質が混ざっていることを指します．

　通常，腎臓は原尿をつくるときに蛋白質を濾過しないしくみになっており，わずかに漏れた蛋白質も尿細管で再吸収しています．そのため尿中には 1 日わずか 150 mg（0.15 g）程度しか漏れ出ません．ですから，これを超えると「腎臓に何らかの異常があって蛋白質が尿に漏れ続けている」可能性があるわけです．

　蛋白尿の検査では，健診で使われる「尿定性検査」または「試験紙法」とよばれる検査が一般的で，その結果は試験紙の色の変化から「（−），（＋），（2＋），（3＋）」などで示されます．しかし，この検査はスクリーニング（異常があるかないかをまず判断すること）にはよいのですが，結果の信頼性がやや低いので，これをもとに蛋白尿の増減を判断することはできません．そこで大切なもう一つの検査が，尿蛋白定量検査です．**尿蛋白定量検査**とは「実際に 1 日何 g くらい尿に蛋白が出ているかを調べること」であり，これなら検査ごとの数値の増減を評価することができます．

　尿蛋白定量検査で，もし 1 日 500 mg（0.5 g）以上の蛋白尿が出ているときは要注意

です．なぜなら，蛋白尿そのものが腎機能障害を進行させる原因になることが知られていて，その境目が「1 日 500 mg」といわれているからです．つまり，蛋白尿は腎障害の症状でもあり，発見のきっかけでもあり，また尿蛋白自体が腎障害の進行リスクとなります．そのため尿蛋白を認めた際は，原因検索と，食事療法・薬物療法など蛋白尿を減らす可能性のある治療を積極的に行っていく必要があります．

尿定性検査（基準値：－）
尿定量検査
　正常：0.15 g/gCr 未満
　軽度：0.15 ～ 0.49 g/gCr
　高度：0.50 g/gCr 以上

＊単位の g/gCr は 1 日の排泄量を推定することを示す（詳細はコラム 6 参照）．

　CKD の原因にはさまざまなものがありますが，多量の蛋白尿がみられることの多い疾患と，蛋白尿をほとんど出さない疾患に分類することができます．たとえば，「糖尿病性腎症」や「慢性糸球体腎炎」は蛋白尿が多い疾患の代表であり，「多発性嚢胞腎」や高血圧症などが原因で生じる「腎硬化症」などでは多量の蛋白尿が出ることはあまりありません．

COLUMN 6

尿蛋白量の測定方法

　尿蛋白試験紙法の検査結果は，検査時に採取した尿がたまたま濃かった場合には本来より高い結果（＝蛋白尿が多くみえる）になりますし，薄い尿で検査すると本来より低い結果（＝蛋白尿が少なくみえる）になることもあります．尿蛋白試験紙法は簡便で，直ちに結果が判明するため非常に有用な検査ですが，この点には留意する必要があります．

　尿蛋白の実際の量をより正確に調べるためには，尿蛋白定量検査が必要になります．1 日の尿蛋白量をもっとも正確に知るためには「1 日に出た尿をすべて漏らさずためて尿蛋白の濃度を調べ，[濃度]×[尿量]で蛋白質の量を計算する」という 24 時間蓄尿検査が必要です．入院されたことがある方は経験したことがあるかもしれません．しかし，手間と時間がかかり患者さんの負担も大きくなります．そこで，より簡便な「**尿蛋白/クレアチニン比**」を用いることがあります．これは，1 回だけ 10 cc ほどの尿をとって（随時尿やスポット尿とよびます），そこから 1 日尿蛋白量を推定する方法です．尿蛋白濃度（mg/dL）と尿中クレアチニン濃度（mg/dL）を測定して，[尿蛋白濃度]÷[尿中クレアチニン濃度]を計算すると，1 日の尿蛋白量が推定できます．腎臓病の外来では尿検査の際にこれを算出し，蛋白尿の増減を評価しながら診療を行っています．この単位が「g/gCr」です．

例）尿蛋白濃度 68 mg/dL，尿クレアチニン濃度 160 mg/dL，とすると，

　　68 ÷ 160 ＝ 0.425 g/gCr ⇒ 1 日推定尿蛋白量は 0.43 g/日となります．

尿潜血

　尿潜血とは，尿の中に赤血球という血球成分がみられる状態です．赤血球の数がかなり多くならないと尿の色は変化しないので，医師から「血尿が出ていますよ」といわれても，

尿の色には変化がないことがほとんどです．尿の色は変化していませんが，顕微鏡で見ると尿中に赤血球が認められる状態を**顕微鏡的血尿**とよびます．反対に，見た目が真っ赤な尿は**肉眼的血尿**とよばれます．

　血尿は，原因によって大きく2つに分けられます．それらは，①腎臓（具体的には糸球体という場所）が障害を受けて血が出ている場合と，②尿路（膀胱や尿管）に障害があり血が出ている場合です．たとえば，IgA腎症などの「糸球体腎炎」では腎臓の糸球体の障害によって血尿が生じるため，①に含まれます．尿管結石は，結石が尿管などの壁に傷をつけて出血しますし，膀胱炎は膀胱粘膜から出血するので②に含まれます．①の場合は「顕微鏡的血尿」を呈することが多く，②の場合は「肉眼的血尿」であることが多くなります．血尿にも，試験紙法あるいは尿定性検査として「(−)〜(3＋)」で表現される検査と，尿沈査とよばれる「顕微鏡の400倍の強拡大で観察したときに1視野あたりに観察される赤血球の数」で表現される検査があります．尿沈渣では，1視野あたり5個以上の赤血球が観察される場合を「血尿」と判断することになっています．

尿定性検査	（基準値：−）
尿定量検査	正常：5未満/1視野（強拡大）
	血尿：5以上/1視野

COLUMN 7

血尿の原因となった部位の見分け方

　①の糸球体疾患が原因で生じる血尿を「糸球体性血尿」，②の尿路のどこかの壁から出血することによる血尿を「尿路性（非糸球体性）血尿」とよびます．糸球体性血尿と尿路性（非糸球体性）血尿の違いは，尿沈渣で尿中の赤血球の形態を観察することで判断できます．糸球体性血尿でみられる赤血球の形はいびつなことが多く（左図），尿路性（非糸球体性）血尿でみられる赤血球は均一の形を保っていることが多いのです（右図）．これにより血尿の原因となった部位をある程度判断することができます．

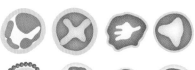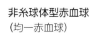

非糸球体型赤血球
（均一赤血球）

糸球体型赤血球
（変形赤血球）

〔角 浩史　谷澤雅彦〕

CKDの合併症

> **どのような症状が起こってくるのか**
>
> 　本章では CKD の合併症と，その発症機序や症状について説明します．CKD が進行するとどのような合併症が出るのか心配な患者さんもいらっしゃると思います．合併症について正しく理解し説明することで，患者さんの不安をやわらげることもできます．

① 腎臓の機能低下が原因で生じる症状

point

● 腎臓のはたらきが低下することで，さまざまな合併症（浮腫，高血圧，貧血，代謝性アシドーシス，高カリウム血症，高リン血症，骨・ミネラル代謝異常，尿毒症）があらわれる．これらは，腎臓が維持していたさまざまな体のバランスが崩れることによって生じる．

● CKD の最終終末臓器障害は末期腎不全であるが，心血管疾患や動脈硬化疾患も含まれる．

● CKD とその合併症は悪循環を形成するために，それらを断ち切る適切な治療介入が必要である．

　腎臓は，体内の不必要な物（余分な水分や電解質，老廃物など）を尿として排泄したりさまざまなホルモンを分泌したりすることで，人体のバランスを調節するという重要な役割を果たしています．腎臓のはたらきが低下すると，これらのバランスが崩れて，さまざまな症状が出現するのです．**表5-1** にそれらをまとめました．

表 5-1 ● 腎臓の機能低下で生じる症状

腎臓の機能	CKD が進行すると生じる合併症
水・塩分の排泄	浮腫，高血圧，肺水腫，胸水
酸・電解質・ミネラルの排泄	代謝性アシドーシス，高カリウム血症，高リン血症
老廃物の排泄	尿毒症（気分不良，食欲低下，嘔吐，意識障害など）
造血ホルモン産生	腎性貧血
ビタミン D 活性化	骨・ミネラル代謝異常（低カルシウム血症，骨粗しょう症，二次性副甲状腺機能亢進症など）

（日本腎臓学会，日本透析医学会，日本移植学会，日本臨床腎移植学会，編．腎不全−治療選択とその実際．2017 をもとに作成）

浮腫・高血圧

腎臓には尿をつくるはたらきがあります．尿には体内の余分な水分と塩分，不要な物質が含まれています．余分な水分と塩分を捨てきれず体にたまってしまうと，体液過剰（体内の水と塩分が多すぎる状態）になります．体液過剰の症状としてよくみられるのが，**浮腫（むくみ）と高血圧，肺水腫，胸水**です．

浮腫とは余分な水分と塩分が皮下組織にたまることをいいます．浮腫が生じやすい部分は，下腿や腰回り，顔面などですが，なかでも下腿（下肢の膝から下の部分）に最も多くみられます．これは，余った水と塩分が重力によって体の下の方に移動してたまるためです．腎機能が正常な人でも足の浮腫が出ることはありますが，一晩寝ると朝には改善しています．しかし CKD に伴う浮腫は寝ても治らないことが多いです．ひどくなると，すねを親指で 10 秒程度押すと月のクレーターのようなくぼみができるほどむくむこともあります．

高血圧は，CKD で最も多くみられる合併症です．体内に余分な水と塩分がたまると循環する血液の量も増えるため，血管にかかる圧力が高くなるのです．高血圧は CKD の増悪因子にもなりますから，「CKD →体液過剰→高血圧→ CKD 悪化→体液過剰悪化→…」という悪循環になってしまいます．このことが心臓の負担を大きくして，肺うっ血になってしまうこともあるのです．こうした悪循環を断ち切るため，高血圧の治療はとても重要になります．その他の CKD に伴う高血圧の原因は，全身性あるいは腎局所でのレニン・アンジオテンシン系（RAS）の亢進や交感神経活性の亢進など，血圧に関係するホルモンの影響も知られています．

さらに体液過剰が進むと，皮下の浮腫や血液の増加だけにとどまらず，体のさまざまな場所に水がたまることがあります．そうなると，たとえば肺水腫や胸水のために呼吸困難が出現したり，腸の粘膜がむくんで下痢が続いたりなどの症状があらわれることもあります．

COLUMN 8

塩分の過剰摂取と浮腫の関係

腎機能が低下してきても，水分を排泄する能力は比較的保たれています．それなのになぜ浮腫が出るほど水分がたまってしまうのでしょうか．

その理由は塩分に含まれる**ナトリウム（Na）**の過剰な摂取です．体内で水分はナトリウムと一緒に動くしくみになっています．そして塩分を排泄する能力は，CKD の早い段階から少しずつ落ちてきますので，それにつれてナトリウムが体にたまってきます．すると，たまったナトリウムが水分を引きとめてしまって徐々に体液過剰になるというわけです．

そのため，早い段階から「腎臓で処理できる程度の食塩しか摂取しない（＝塩分摂取制限）ようにする」と，体液過剰を避けることができて血圧も安定しやすくなるのです．

COLUMN **9**

RAS 阻害薬とその功罪

　CKD の発症や進展にレニン・アンジオテンシン系（RAS）の活性化が関与していることがわかっています．アンジオテンシン変換酵素阻害薬（ACE-I）やアンジオテンシン受容体拮抗薬（ARB）などの RAS 阻害薬とよばれる種類の降圧薬は，RAS の活性化を抑制することで腎保護効果があることが知られており，高血圧治療のみならず，特に糖尿病が関与する CKD 進展予防に対して広く使用されています．

　一方で RAS 阻害薬は，下痢や発熱など脱水時や，夏場など過度に血圧が下がりやすい時期に内服すると腎機能を悪くしたり，その作用機序から高カリウム血症を発症したりする可能性があります．RAS 阻害薬は CKD 治療の中心のひとつですが，このような副作用もあることを十分認知し，脱水時や血圧低下時にどう対応したらよいかを，あらかじめ担当医と相談しておくように患者さんへ伝えるとよいと思います．

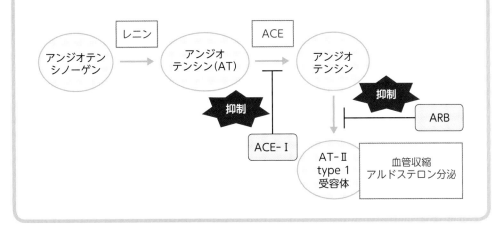

酸塩基平衡異常（特に代謝性アシドーシス）

　腎臓は，蛋白質などの代謝で生じた酸性物質を排泄することと，アルカリ性物質である重炭酸イオンを再吸収することで，体内の酸／アルカリのバランスを一定に保つはたらきがあります．CKD が進行すると，こうしたはたらきが低下してくるために代謝性アシドーシスとなります．

　代謝性アシドーシスでは，電解質（特にカリウム）のバランスが崩れやすくなる，骨が溶け出して骨粗しょう症になりやすくなる，などの悪影響が出てきます．また，代謝性アシドーシスそのものが CKD を進行させるということも近年わかってきました．すなわちここでも「悪循環」が形成されるのです．

電解質・ミネラル異常（高カリウム血症，高リン血症）

　腎臓は，食事から摂取した電解質・ミネラルのうち，過剰な分を尿から排泄することで体内の電解質・ミネラルバランスを保っています．腎臓のはたらきが低下し，十分な排泄

ができなくなることで生じる電解質・ミネラル異常のうち，特に重要なものはカリウム，リンの異常です．

●カリウム（K）

カリウムは果物，生野菜，芋類，豆類，海藻類に多く含まれています．通常は尿や便からカリウムを排泄して一定状態を保ちますが，腎機能が悪くなると尿からカリウムを排泄する機能が低下して血液中のカリウム濃度が上昇していきます．通常，GFR が 30 mL/min/1.73m^2 を下回るとカリウムが上昇しやすくなります．カリウム濃度が高くなると重篤な（ときに致死的な）不整脈が起こるため注意が必要です．治療は食事制限が中心となり，カリウム吸着薬や代謝性アシドーシスに対する内服を用いることもあります．一方で，CKD が進行すると，まれではありますが，極端な低カリウム血症（例: 3.0 mEq/L 未満など）で不整脈をはじめとした心疾患や筋肉の脱力などをきたす場合もあるために注意が必要です．

●リン（P）

リンは蛋白質，乳製品，練り物や干物・ソーセージなどの食肉加工品・缶詰，小魚に多く含まれています．腎機能が低下するとリンを尿中に十分排泄できなくなるため高リン血症になります．また，リンが上昇すると，副甲状腺ホルモン（PTH）が上昇して二次性副甲状腺機能亢進症という病態も生じます．高リン血症は血管石灰化を進行させ，心血管疾患の発症率を上げるといわれています．

貧血

貧血の指標であるヘモグロビンには全身へ酸素を運ぶはたらきがあるので，貧血になると全身のさまざまな臓器で酸素不足の影響が出てきます．特に影響を受けやすいのは中枢神経で，表 5-2 のような症状があらわれます．

表 5-2 ● 貧血に伴う症状

貧血重症度	症状
軽症	無症状
↓	頭痛，めまい
	倦怠感，息切れ
重症	顔面蒼白，視力障害，頻脈，失神

腎性貧血は CKD の進行に伴ってゆっくりと進行します．すると体が貧血に慣れてくるため，貧血がかなり進行するまで症状が出てこないこともあります．しかし最近では，コラムに述べたように貧血自体が腎機能低下の原因になることがわかってきましたので，症状がなくても治療をしたほうがよい場合もあります．

治療には，エリスロポエチンと同じ作用のある**赤血球造血刺激因子製剤 (erythropoiesis stimulating agent：ESA)** の注射を用います．近年では他の作用機序の貧血治療薬（低酸素誘導因子プロリン水酸化酵素阻害薬）も開発されて，今後は保存期 CKD 患者さんにも使用できるようになります．

COLUMN 10

心腎貧血症候群とは？

Cardio-renal-anemia（心腎貧血）症候群という概念が提唱されています．簡単に説明すると，「心臓，腎臓，貧血は“もちつもたれつの関係”にある」ということです．そこで，最も治療しやすい貧血を治療することで，心臓を保護する効果や腎臓を保護する効果を得ることができるのです．

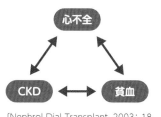

〔Nephrol Dial Transplant. 2003; 18 (Suppl 8): viii 7-12〕

骨・ミネラル代謝異常（CKD-MBD）

　腎臓には骨量を調節するビタミン D の活性化や骨の材料であるカルシウムやリンの濃度調節と行ったはたらきがあります．また CKD が進行すると骨が溶けやすくなる代謝性アシドーシスや**二次性副甲状腺機能亢進症**を合併することからもわかるように，腎臓と骨には深い関係があるのです．CKD では骨密度の低下や骨折発生率の増加がみられます．これらをまとめて CKD-MBD（CKD-mineral and bone disorder）とよんでいます．

その他の尿毒症症状

　腎臓は食事や細胞の代謝で生じる老廃物を尿から排出していますが，CKD では老廃物の排泄が低下して体内に蓄積します．こうして蓄積した老廃物が原因で体調不良が生じることを尿毒症とよびます．尿毒症の原因となる老廃物は尿毒症物質とよばれ，現在わかっているものだけでも数百種類以上あるのです．

　しかし実際に病院で測定できる尿毒症物質は，尿素窒素（UN），クレアチニン（Cr），β_2ミクログロブリンなどごく少数です．つまり尿毒症は，検査の数値で判断するよりは**実際の症状で判断される**ことが多いのです．

　尿毒症の症状には，倦怠感，食思不振，嘔気，嘔吐，下痢，頭痛，不眠，皮疹，全身のかゆみ，出血傾向などが知られています．

　蛋白制限を含む食事療法や球状活性炭による治療や，症状そのものに対する治療（瘙痒治療，制吐薬，睡眠薬など）が行われますが，十分に改善しない場合には透析療法が必要になります．

② CKDと心血管疾患

　CKD は心血管疾患の発症と深く関わっています．その関係を**心腎連関**とよび，先に説明した「心腎貧血症候群」も含まれます．

　CKD のステージが進むにつれて，さまざまな理由から動脈硬化が進みます．その結果，

全身の血管が狭くなることで，狭心症や心筋梗塞，脳梗塞が生じやすくなります．実際に，糖尿病性腎症の患者さんは，生涯で透析まで進展する方よりも心血管疾患で亡くなられる方のほうが多いことが知られています．腎臓ばかりを守っていても，命を失ってしまったら元も子もありません．また尿蛋白が多い人ほど，重要な血管に強い圧力がかかりやすく，このことが心血管疾患の発症にも影響しているとされています．さらに，心不全で入院した場合でも，腎機能が悪い人ほど死亡や再入院の危険性が高いことがわかっています．

　こうした事実から，CKD の影響は腎臓だけにとどまるものではなく，その人の生死をも左右する因子であると考えられるようになってきたのです．CKD に伴う「腎機能低下」と「尿蛋白の増加」は，どちらも心血管疾患の危険因子であるということを認識して，早期に適切な対処をすることでリスクを減らしていくことが大切です．

　腎臓専門医は，CKD 患者さんの末期腎不全への進展予防はもとより，心血管疾患発症を予防するように日々注意を払っています．ぜひ，腎臓だけに注目せず，心血管疾患の徴候（息切れ，胸痛，心電図変化，下肢痛の有無）に注意を払うようにしてください．

③ CKD と合併症の関係

　CKD で生じる体のさまざまな変化は，生活の質の低下や体調不良につながることも問題ですが，そうした変化自体がさらに腎機能を悪化させるという「悪循環」が大きな問題です（**図 5-1**）．

　診察のときに担当医から貧血や高血圧，骨粗しょう症の話を聞かされて，「腎臓が悪いのになぜ？」と疑問に思われる方は多いです．そのため本章で紹介した，「CKD によって生じるさまざまな合併症や，CKD と合併症による悪循環の形成」について患者さんに説明してもらえれば，これを断ち切るために治療が必要であるということを理解していただきやすいと思います．

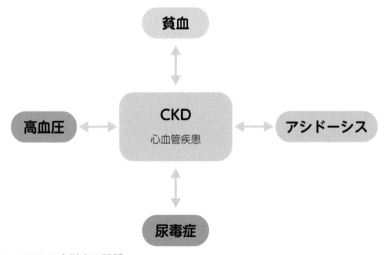

図 5-1 ● CKD と合併症の関係

〔角 浩史　谷澤雅彦〕

第6章 CKDの治療

治療の方法とその効果について

　「腎臓（慢性腎臓病）は悪くなったらもとに戻らない」というのは事実です．しかし，希望をなくす必要はまったくなく，今ある腎臓をできるだけ大事にすること，これが一番大切です．

（1）CKD治療の目的

point
● eGFR<60 mL/min/1.73m² とアルブミン尿が，全死亡，心血管疾患や末期腎不全のリスクであることがメタ解析により知られており，CKD の進行を抑制することは，末期腎不全や心血管疾患の発症・進展の抑制にもつながる．
● 末期腎不全と心血管疾患の発症抑制には，生活習慣改善，食事療法，血圧管理，血糖管理などの集学的治療が必要である．

　CKD の治療の目的は，透析療法や腎移植が必要な末期腎不全への進行を抑えることと，心血管疾患を発症するのを防ぐことです．

　CKD でひとたび腎臓の機能が低下してしまうと，もとの正常な状態までは回復することはほとんどありません．しかし，生活習慣の改善や薬物療法などさまざまな治療法を組み合わせることで，進行を遅らせたり，ときには進行を止めたりすることもできるのです．

　CKD の治療には総合的な管理が必要であり，生活習慣の改善，食事療法，血圧管理，血糖管理（糖尿病の治療），脂質管理，貧血治療，骨・ミネラル代謝異常の治療，尿毒症対策，などの集学的治療が必要です．

（2）CKD治療の実際

生活習慣の改善

　肥満，喫煙，度を超えた飲酒（連日アルコール 20 g 以上）などは，腎機能の低下を招くことが知られています．そのため，

① BMI < 25 kg/m² 以下を目標とした食事指導

②疲れすぎない程度の運動習慣

③禁煙

④適正量の飲酒（アルコール 1 日 20 g 前後まで）

などの生活習慣の改善が必要となります.

　こうした生活習慣の改善は，CKD のステージがいずれであれ，必要な治療の柱のひとつといえるでしょう.

食事療法

　CKD の食事療法の内容はいくつかの要素に分かれており，ステージによって内容が変わったり追加されたりします（**表 6-1**）.

　まず，早い段階から塩分制限が必要です.ステージ G3 以降では蛋白質制限が必要となることも多く，さらに肥満の方や糖尿病患者さんにはカロリー制限も必要となります.死亡リスクやサルコペニア（筋肉量・筋力の低下）の程度によっては，蛋白・塩分制限を緩和することもあります[1].

　食事療法のさらに詳しい内容については，第 8 章（p.43 〜）を参照してください.

表 6-1 ● 慢性腎臓病に対する食事療法基準 2014 年度版（保存期 CKD）

ステージ （GFR）	エネルギー （kcal/kgBW/ 日）	蛋白質 （g/kgBW/ 日）	食塩 （g/ 日）	カリウム （mg/ 日）
ステージ G1 （GFR ≧ 90）		過剰な摂取をしない		制限なし
ステージ G2 （GFR 60 〜 89）		過剰な摂取をしない		制限なし
ステージ G3a （GFR 45 〜 59）	25 〜 35	0.8 〜 1.0	3 ≦　< 6	制限なし
ステージ G3b （GFR 30 〜 44）		0.6 〜 0.8		≦ 2,000
ステージ G4 （GFR 15 〜 29）		0.6 〜 0.8		≦ 1,500
ステージ G5 （GFR < 15）		0.6 〜 0.8		≦ 1,500
G5D（透析療法中）	略			

注）エネルギーや栄養素は，適正な量を設定するため，合併する疾患（糖尿病，肥満など）のガイドラインなどを参照して病態に応じて調整する.性別，年齢，身体活動量などにより異なる.
注）体重は基本的に標準体重（BMI = 22 kg/m²）を用いる.

（慢性腎臓病に対する食事療法基準 2014. p.562）

体液量の管理

　CKD では水と塩分が体にたまりやすくなります.これを防ぐためには，食事療法で塩分を減らすことが最も大切です.そのほかには「利尿薬」を服用して尿の量を増やす治療も行います.

　体調不良で食事量が減ったときや利尿薬が効き過ぎたときなどでは，体の水分が少なすぎる状態（体液量減少状態）になることがあります．体液量減少状態では腎臓のはたらきが急速に悪くなるので注意が必要です．体重が何kgも減ったり，血圧がひどく下がったり，めまいやふらつきが出たりしたら，担当医に相談するよう説明してください．

血圧の管理

　75歳未満の成人，CKD（尿蛋白陽性），糖尿病，冠動脈疾患，脳血管障害（両側頸動脈狭窄や脳主幹動脈閉塞なし）ならびに抗血栓薬服用中の患者さんの場合，降圧目標は「診察室血圧130/80 mmHg未満、家庭血圧125/75 mmHg未満」とされています．また，75歳以上の高齢者，CKD（尿蛋白陰性）ならびに脳血管障害（両側頸動脈狭窄や脳主幹動脈閉塞あり，または未評価）の患者さんの場合，降圧目標は「診察室血圧140/90 mmHg未満，家庭血圧135/85 mmHg未満」とされています．ただし，高齢者では臓器障害を伴うことが多いため，血圧低下に伴う腎臓を含めた主要臓器の血流障害による症状や検査所見の変化にも注意が必要です．以上をふまえ，食事療法（特に塩分制限）や「降圧薬」などの薬物療法によって血圧を調整していく必要があります[2]．

　血圧管理では，起立性低血圧などの弊害が出ないように十分注意することが大切です．また，自宅でいろいろな時間帯の血圧を知ることも重要ですから，患者さんとよく相談して家庭血圧を測定し，血圧手帳に記載する習慣をつけましょう．

血糖の管理

　血糖の管理は，糖尿病を原疾患とする腎臓病の予防や病気の進行を抑える点で効果があります．基本的な治療は食事療法と運動療法ですが，血糖値のコントロールが困難な場合は，内服薬やインスリン注射などの薬物治療が必要となります．過去1〜2ヵ月間の血糖値の平均を反映するHbA1c値が7.0％未満となるように血糖を管理した場合，早期の糖尿病性腎症の進行が抑えられることが報告されています．しかしながら，さらに進行した糖尿病性腎症では，その効果は不明です．

　また，ステージG3a以降の患者さんでは，糖尿病の治療薬で低血糖を起こす危険性が高くなるので，それぞれの状態に適した血糖管理目標の設定や治療方法の調整が必要になります．

脂質の管理

　LDLコレステロールや中性脂肪が高いCKD患者さんは，心血管疾患や脳卒中を起こしやすく，またCKDそのものも進行しやすいことが明らかになっています．CKDのすべてのステージに共通して，「LDLコレステロール値120 mg/dL未満（心血管疾患の既往のあるCKD患者さんでは100 mg/dL未満）」を目標として治療します．基本的な治療は食事療法（カロリー制限と脂質制限）と運動療法です．目標値まで改善されない場合には内服薬による薬物治療が必要となります[3]．

尿酸の管理

肥満や飲酒（特にビール）で増加する尿酸は，腎臓から尿中に排泄されます．そのため，腎機能が低下すると尿酸は血中に蓄積し，尿酸値が高くなります．そして尿酸値が高いCKD患者さんは，痛風，心血管疾患，脳卒中を発症しやすく，CKDも進行しやすいことが知られています．尿酸値が高いCKD患者さんは，体重や飲酒量（特にビール）を減量することがとても大切になってきます．

肥満・メタボリックシンドロームの管理

BMIが25 kg/m^{2}を超えると肥満です．肥満のCKD患者さんのなかでも，腹囲（男性85 cm以上，女性90 cm以上）に加えて，血圧，血糖，LDLコレステロール（悪玉コレステロール），中性脂肪などが高値の，メタボリックシンドローム（いわゆる"メタボ"）の患者さんは，CKDの進行のみならず，心血管疾患や脳卒中にもなりやすいため，食事療法や運動による減量が必要です．

貧血の治療

腎性貧血の患者さんでは「エリスロポエチン」が不足していますので，これを補うために「赤血球造血刺激因子（ESA製剤）」という注射薬の投与が行われます．はじめは少量から開始して，徐々に量を増やしていきます．鉄不足がある場合には鉄剤内服で補充します．貧血が高度であったりESA製剤や鉄剤だけでは効果が不十分であったりする場合には，輸血療法を併用することもあります．

貧血を治療することで，疲れやすさ・動悸・息切れ・めまいといった症状が軽くなって生活の質を改善することができます．また同時に，腎臓や心臓に対する保護作用も期待でき，CKDの進行を緩徐にできることもあります．

治療の目標は「ヘモグロビン（Hb）値 11.0〜13.0 g/dL」です．気をつけたいことは，治療によってあまり高くしすぎるのもよくない可能性があるということで，治療効果をみながら薬の量を調節する必要があります．

骨・ミネラル代謝異常の治療

CKDに伴う骨・ミネラル代謝異常で，高リン血症や低カルシウム血症が明らかになるのはステージG4以降といわれています．高リン血症は動脈硬化や異所性石灰化などを起こすので，治療で低下させる必要があります．

高リン血症には食事療法と「リン吸着薬」を，低カルシウム血症には「活性型ビタミンD製剤」や「カルシウム製剤」を，それぞれ使用して治療にあたります．

治療の目標は，「補正血清カルシウム濃度 8.4〜10.0 mg/dL」，「血清リン濃度 2.5〜4.5 mg/dL」です．

カリウム濃度の異常

　CKD による排泄障害で高カリウム血症が生じると，危険な不整脈が起きて命に関わる可能性が高くなってくるため，治療して低下させることが必要になります．

　高カリウム血症は，食事療法でカリウムの摂取を減らすこと，およびカリウム吸着薬を服用して体内に吸収されるカリウムを減らすことで治療します．

　治療の目標は，「血中カリウム濃度 5.5 mEq/L 未満」です．

　もしもカリウムの上昇が高度（7.0 mEq/L 以上）で心電図変化があらわれているときは，緊急事態としてグルコース・インスリン療法などの点滴治療や，場合によっては緊急血液透析まで必要となることがあります．

尿毒症の対策

　ステージ G4 以降では尿毒症の症状改善を目的とした治療も必要になってきます．

　ひとつは尿素窒素値を下げる治療です．腎機能障害ではさまざまな尿毒症物質（毒素）が体内に蓄積して上昇してきますが，尿素窒素値はこれらの尿毒症物質の代表的な目安と考えられています．尿毒症物質が蓄積しすぎると，嘔気や頭痛などの症状が出現するため治療が必要になります．治療は食事療法が中心になりますが，効果が不十分な場合は「経口吸着薬」を使用することもあります．経口吸着薬は活性炭でできており，ザラザラして飲みにくい薬です．しかし，この薬に腎機能低下をある程度遅らせるはたらきがある可能性が報告されており，尿毒症の症状がなくても積極的に使用されることが増えてきました．尿素窒素値の具体的な目標値は決まっていません．

　もうひとつは代謝性アシドーシスに対する治療です．代謝性アシドーシスには，腎機能の低下とともに体内で不足する「重炭酸イオン（HCO_3^-）」を補充する目的で「炭酸水素ナトリウム（＝重曹）」を内服します．治療は「HCO_3^- 濃度 21 mEq/L 未満で開始し，24 mEq/L 前後を目標とする」とされています[3]．

◎参考文献
1) 日本腎臓学会　サルコペニア・フレイルを合併した保存期 CKD の食事療法の提言. 日腎会誌. 2019; 61: 525-56.
2) 日本高血圧学会高血圧治療ガイドライン作成委員会, 編. 高血圧治療ガイドライン 2019. 東京: ライフサイエンス出版; 2019. p.1-60.
3) 日本腎臓学会, 編. エビデンスに基づく CKD 診療ガイドライン 2018. 東京: 東京医学社; 2018. p.1-110.
4) 日本腎臓学会, 編. 慢性腎臓病に対する食事療法基準 2014. 東京: 東京医学社; 2014. p.1-13.

〔蜂須賀里菜　金城永幸〕

日常生活

日常生活に対しては，それぞれ下記のように患者さんに伝えるとよいでしょう.

① 血圧測定

高血圧は腎臓のはたらきを低下させます. 血圧は蛋白尿が出ていない場合は 140/90 mmHg 未満に，蛋白尿から出ている場合は 130/80 mmHg 未満にコントロールできるように心がけましょう. 血圧の目標値は個々の状態によっていくらか変動します. そのため患者さんご自身の目標値を知ることが大切です.

血圧計は手首ではなく，上腕で測るタイプのものにしましょう. 測定するときは腕に巻いたベルト（マンシェットといいます）を心臓の高さに合わせます.

1 日 2 回，起床時と就寝時に血圧を測りましょう. 朝は起きてトイレの後，15 分程時間をおいて落ち着いてから測定します. 寝る前も，座って落ち着いてから測定します.

測定した血圧値は血圧手帳に記載して，受診するときに持参しましょう.

② 体重測定

体重を測定して，体の水分バランスをコントロールすることが大切です.

塩分が多いと体に水をためやすくなり，体がむくんできたり体重が増えてきたりします. 起床時など時間を決めて，1 日 1 回は決まった服装で体重を測定しましょう. 測定値は血圧手帳の予備欄などに記載して，受診時に持参しましょう.

もし，1 週間に 2 ～ 3 kg 以上の体重増加があるときは，体に水分がたまってきている可能性があります. かかりつけの医療機関を早めに受診しましょう.

③ 水分摂取

体液量減少状態になると腎臓への血流が減少して腎臓のはたらきが悪くなります. 一般的には 1 日に 1.5 ～ 2.0 L の水分摂取が勧められますが，腎臓の状態によって変わってきます. 普段から主治医に相談しておきましょう.

[注意]熱や下痢があれば摂取する水分量を増やし，治らないときは早めに受診しましょう. また，夏の炎天下の草むしりなどは要注意です.

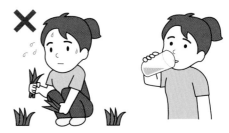

④ 感染予防とワクチン接種

風邪などの感染症をきっかけに腎臓のはたらきが悪化することがあります．日頃から体調管理に気をつけ，風邪の流行する時期にはなるべく人混みを避ける，マスクを着用する，手洗いやうがいを励行するなど，感染予防に注意することが大切です．

万一風邪を引いてしまったとき，市販されている風邪薬を使ってもかまわないかどうか，あらかじめ医師や薬剤師に相談しておきましょう．

また，肺炎球菌ワクチン，インフルエンザワクチンは，CKD 患者さんにおいても効果が期待できます．

⑤ 暴飲暴食を避ける

食事の内容に注意して暴飲暴食を避けることは，腎臓の負担を減らすために重要です．具体的な食事の内容については，第 8 章（p.43 〜）で詳しく説明します．

アルコールは，**適量（アルコール 1 日 20 g 程度）**であれば直接には腎機能に影響しません．しかし，飲みすぎは肝臓や糖尿病を悪化させますし，中性脂肪や尿酸値が増加することもあるので，最終的には腎臓に負担がかかります．**図 7-1** を参考に，適量を超えないことを意識して下さい．また，お酒のおつまみには塩分や蛋白質が多く含まれるので注意が必要です．そのほかの嗜好品の飲み物では，インスタントコーヒー，抹茶，玉露でカリウムが高いので注意が必要です．

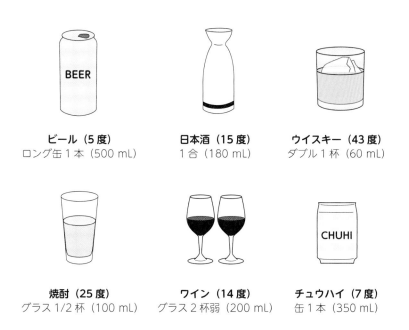

ビール（5 度）	日本酒（15 度）	ウイスキー（43 度）
ロング缶 1 本（500 mL）	1 合（180 mL）	ダブル 1 杯（60 mL）
焼酎（25 度）	ワイン（14 度）	チュウハイ（7 度）
グラス 1/2 杯（100 mL）	グラス 2 杯弱（200 mL）	缶 1 本（350 mL）

図 7-1 ● 純アルコール 20 g に相当する酒量

⑥ 過労を避け睡眠を十分取る

　過労やそこから生じるストレスは，腎臓の血流を減少させてはたらきを低下させることがあります．疲れをためすぎないように気をつけ，十分な睡眠を取ることを心がけてください．

　精神的なストレスを解消するためには，趣味の時間をもったり，悩みや不安を誰かに聞いてもらったりするのも効果的です．

　また，睡眠時無呼吸症候群の CKD 患者さんでは，心疾患や脳卒中になりやすいことが知られています．大きないびきや日中の眠気が強い場合には，担当医に相談してみてください．

〔西根博恵　岡田みちよ〕

第8章 食事療法

1 食事療法とは

必要な栄養をきちんと摂りながら，腎臓に負担をかけないことが基本です．食べてはいけない食品はありませんが，患者さんの状態に合わせて量を調節して献立を組み立てることが大切です．特に注意が必要なのは，蛋白質の摂取量です．極端な蛋白制限食はサルコペニア（筋肉量・筋力の低下）をきたすという観点から避けるべきですが，個々の病態に適した低蛋白食がCKDの進行を遅くすることが示されており，CKDの進行抑制のための治療手段として推奨されています．

2 食事療法の理論

CKDの食事療法は，効果があり，実行可能であり，そして継続できるものとされています．患者さん自身が食事療法を実行できているか，それが腎臓にどのように影響を与えるかを知ることが大切です．そのため，「摂取エネルギー量」，「摂取蛋白質量」および「摂取塩分量」を確認することが重要です（**図8-1**）．また，定期的な栄養指導は，CKDの進行を遅らせることにつながります．

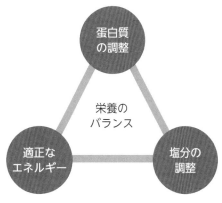

図 8-1 ● 食事療法の3つの柱

3 食事療法を実践するために

私たち人間は，食事を摂取して消化・吸収・代謝することで，日々の生命維持や成長・活動のために必要な物質を体内に摂り入れています．体内で代謝された栄養素は，最終的には二酸化炭素と水と老廃物となり，その老廃物を体外に出すことが腎臓の重要なはたらきの一つです．そのため，CKD患者さんでは腎臓のはたらきが悪くなり，その結果として老廃物の排泄がうまくいかなくなります．

CKDの食事療法は，食物を調整することで体内にできる老廃物の量を少なくして，腎臓の負担を軽減するという重要な役割があります．また，高血圧は腎臓の機能を低下させます．血圧をコントロールすることも食事療法においてとても重要な目的の一つです．

④ 食事療法の実際

蛋白質

●蛋白質制限の効果

1．老廃物を身体にためない
2．身体が酸性に傾くのを防ぐ
3．弱った腎臓のはたらきを軽減し助ける

→ 腎臓を守る → 自分を守る

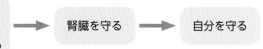

　蛋白質を摂取すると体内でアミノ酸に分解され，血液や筋肉などに必要な蛋白質に再合成されます．このはたらきが，蛋白質の最も大切な役割です．また蛋白質は，エネルギーが不足したときにはエネルギー源として使用されるという役目ももっています．

　蛋白質を余分に取りすぎて体内で分解されたり，エネルギー源として使用されたりすると，老廃物が発生します．この老廃物は腎臓から尿に排出されますが，そのときに腎臓に負担をかけることが問題なのです．

　弱った腎臓の負担を減らすためには，蛋白質の摂取量を必要最低限に抑えることが大切です．そのためのポイントは以下の2点です．

①蛋白質を多く含む食品の種類（魚介，肉，卵，大豆製品，牛乳，ヨーグルト，チーズなど）を覚えて，摂取量を調節しましょう．

②主食（米飯，パン，麺類など）に含まれる蛋白質の量も考慮に入れて，特殊食品を上手に活用しましょう．

COLUMN 11

家族と同じ献立から蛋白質を減らすコツ

● カレーライス・炊き込みご飯・ドリア・ピラフ・ちらし寿司のようなご飯ものは，具となる肉，魚介などの量を少なめに調節します．

● 蛋白質食品は，角切り・薄切り・みじん切りなど細かくして他の野菜類などと混ぜ合わせて調理すると，おかずの量が増えたように見えます．

● 寿司盛り合わせのようなときは，蛋白質食品の具を野菜巻きなどに替えて1人分の数は減らさないようにします．

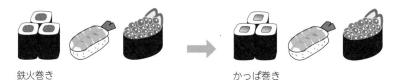

鉄火巻き　　　　　　　　　　　かっぱ巻き

　蛋白質の制限は，腎臓のはたらきが低下して糸球体濾過量 (GFR) が 60 mL/min/1.73m^2 以下になったときに開始します．

　蛋白質摂取量の目安は**体重 1 kg 当たり 0.6 ～ 0.8 g/ 日程度**とします．たとえば，体重 50 kg の方であれば，「**50 (kg) × 0.8 (g) ＝ 40 g/ 日**」より，1 日 40 g 以下が制限の目標となります．

● Maroni の式

　1 日の食事で摂取している蛋白質の量が適正かどうかを，蓄尿検査の結果と尿量と体重から推定することができる計算式（Maroni の式）があります．

> **Maroni の式**
>
> 1 日の蛋白質摂取量（g/ 日）＝ { 尿中尿素窒素濃度（mg/dL）×尿量（dL）
> ＋ 31（mg/kg）×体重（kg）} × 6.25 ÷ 1000

　例えば，「体重 50 kg で蓄尿検査の尿中尿素窒素の濃度が 300 mg/dL，1 日尿量が 1,500 mL」の場合では以下のように計算されます．

$$(300 \text{ mg/dL} × 15 \text{ dL} ＋ 31 \text{ mg/kg} × 50 \text{ kg}) × 6.25 ÷ 1000 ≒ 37.8 \text{ g}$$

目標は 40 g/ 日以下ですから，目標範囲内に制限できていることがわかります．

● BUN/ クレアチニン比

　蛋白質の制限がうまく行われているかどうかを判断する目安として，もうひとつ，血液中の尿素窒素（BUN）とクレアチニンの比も用います．一般的には **BUN/ クレアチニン比が 10 未満**になるようにします．10 以上の場合は，摂取蛋白質の量が多すぎないか，または摂取エネルギー量が不足していないかを再確認することが必要です．

塩分

●塩分制限の効果

```
1．体内量のバランスを保つ        腎臓を守る        自分を守る
2．高血圧の軽減
```

●食塩の摂り方

CKD の**塩分制限の目標は 1 日 6 g** です．

　調味料としては，食塩，しょうゆ，みそ，ソース，ケチャップ，マヨネーズなどの食塩を含む材料を，1 日の許容範囲内で使います．しょうゆ，みそ，ソースなどは減塩調味料を利用するとこともできます（ただし，減塩調味料にはカリウムが多く含まれるものもあるので注意してください）．だし類は塩分を補うために使用しますが，化学調味料やうまみ調味料，スープの素などには塩分が含まれているので注意が必要です．また，加工食品，冷凍食品，レトルト食品，インスタント食品，缶詰などを使うときには，食塩含有量を確認して使用するようにしましょう．

●摂り方のポイント

①味付け……薄味でも食べられるように工夫しましょう

- 美味しいだしを少し濃いめにして利用します（味気がないのと薄味は違います）.
- 香ばしく焼いたり，揚げたり，照りをつけたりします.
- 香辛料，レモン汁，酸味を利用し，だし割りやポン酢も上手に使います.
- とろみやあんかけなどで濃度をつけて味を食材にからめます.

②塩分含有量の多いものは避けましょう

- レトルト食品，インスタント食品，半調理済み冷凍食品，外食などには注意が必要です.
- 干物・乾物類（麺類など），漬物，練り製品，缶詰にも注意しましょう. ラーメンなどの麺類は 1 杯食べると塩分 6 g 程度（ほぼ 1 日の塩分制限目標量）に相当します.
- 汁物は具だくさんにします.

③思い込みに気をつけましょう

- 「だしのもと」には意外に多くの塩分が含まれています.
- 化学調味料はしょっぱさを感じないで塩分を取ることになります.
- 「野菜を食べなければ」と，漬物を食べたりしていませんか？

④塩分含有量の少ないものの使用と調理の工夫をします

- しょうゆをケチャップ，マヨネーズに替えます.
- かけしょうゆより付けしょうゆで食べます.
- 同じ塩分濃度では冷たい料理は，温かい料理より塩味を感じます.

⑤食卓には何がのっていますか？

- しょうゆ，ソースを食卓でかけていませんか？　何ものせて置かないという方法もあります.

⑥薄味の工夫

食卓には，しょうゆ，ソースではなく，下記のようなものを置くのも工夫のひとつです. 辛味・酸味は食欲を増進します. ショウガは発汗作用があり体を温めます.

- 胡椒　　　　　：白，黒，薄挽き，粗挽き
- 唐辛子　　　　：一味，七味，鷹の爪
- 調味料　　　　：カレー粉，チリパウダー，ラー油
- 香味野菜　　　：ねぎ，にんにく，ショウガ，パセリ
- しょうゆの代用：ポン酢

⑦実際の塩分摂取量について

実際の塩分摂取量は，尿中に排泄されるナトリウムから計算できます. 1 日分の尿の中に排泄されているナトリウム量（mEq）を 17 で割ると，1 日の塩分摂取食塩量（g）を知ることができます. たとえば，1 日の尿量が 1,500 mL で尿中のナトリウムが 110 mEq/L の場合，

$$110 \times 1.5 \div 17 = 9.71 \, g$$

となり，1 日の塩分摂取量が 9.7 g とわかります.

●食品購入の際の豆知識

・ナトリウムが mg で表記されている場合：

ナトリウム（mg）× 2.54 ÷ 1000 ＝塩分（グラム：g）

・ナトリウムが g で表記されている場合：

ナトリウム（g）× 2.54 ＝塩分（グラム：g）

エネルギー

CKD の食事療法の基本は，高エネルギー・低たんぱく食です．

●エネルギー摂取のポイント

> 高エネルギーにするには，
> ①粉飴を利用しましょう．
> ②質のよい油脂を使いましょう．
> ・MCT（中鎖脂肪酸）は消化吸収の効率がよく，血中脂質を増やしにくい油です．
> ・オレイン酸は LDL コレステロール（悪玉コレステロール）を減らす作用があります．

蛋白質制限をしながら必要エネルギーを摂ることは容易なことではありません．食品のなかで蛋白質を含まないエネルギー源は，糖類と油脂類しかありません．付加食品として以下の食品をエネルギー摂取の補足とします．

①砂糖および甘味料（糖尿病合併症の患者では要注意）

・砂糖，粉飴，蜂蜜，菓子類（ドロップなど）

②炭水化物性食品

・穀類（米，パン，麺類）

芋およびでんぷん（じゃがいも，さつまいも，片栗粉，コーンスターチなど）．いずれの食品もカリウム，リンが含まれた食品であり，腎機能障害の程度によっては摂取を控える必要があります．

③脂質性食品

・油脂類として植物油，マーガリン，バター，MCT（中鎖脂肪酸）があります．

・料理のコツとしては，揚げる，炒める．また，マヨネーズ，ドレッシングなどを利用することで，摂取エネルギーを増やすことができます．

水分

CKD の初期は基本的に水分制限はありませんが，ステージの進行によって水分制限が必要になることがあります．1 日の水分摂取量としての考え方は，お茶や水などの水分はもちろんですが，食事に含まれる汁物の水分も含めて 1 日の水分摂取量として考えます．

●水分制限の実際

CKD のステージ G3 〜 4 まででは通常は水分制限の必要はありません．1 日の水分摂取量の目安としては，**1 日尿量＋ 500 mL** になります．

ただし，ネフローゼ症候群や低たんぱく血症でむくみがある場合や，腎不全への進行に

より尿量が減少している場合は，医師の指示により水分制限が必要になります．

カリウム

　CKD が進行して尿中へのカリウムの排泄が減少してくると，カリウムが体内にたまるために高カリウム血症になりやすくなります．カリウムがたまると筋肉や心臓のはたらきがおかしくなるため，危険な不整脈を起こしたり突然死したりする危険性が出てきます．カリウム制限の必要性のある患者さんの場合には，カリウムの摂取量に注意した食事を心がけるよう説明します．

　一般に，CKD の進行に伴って血清**カリウム濃度が 5.5 mEq/L 以上**になるときにはカリウムの摂取量を制限します．

●**カリウム摂取量を減らすには（野菜の調理法）**

①たっぷりのお湯で十分にゆでて，ゆで汁は捨てます．高い温度で長時間ゆでるほどカリウムの含有量を減らせます．

②千切りやみじん切りにして 1 時間くらい水にさらします．

③酢でもんだあとに汁気を軽く絞ります．

●**注意点**

・干した果実，濃縮天然果汁などではもとの 10 倍近くにまでカリウム含量が濃縮されています．

・お茶やだしは，濃くすればするほど溶出カリウムが多くなるので，煮出し方に気をつけます．

・漢方薬，薬草，青汁など健康食品の大量摂取は避けます．

・無塩しょうゆはカリウム塩やマグネシウム塩が使用されているので，なるべく使用しないようにします．

・生の食材を電子レンジで加熱したり，炒めたり，揚げたりしても，カリウム含量は減りません．

リン

　リンは食品中の蛋白質に含まれているため，蛋白質摂取量が増えればリンの摂取も増えます．食品の蛋白質に含まれるリンの割合は，普通は蛋白質 1 g に対し 1.0 〜 1.5%（700 〜 1,400 mg/ 日）含まれています．動物性蛋白質食品には 2%が含まれているため，通常の食事では摂取過剰となります．

●**リン制限のポイント**

　高リン血症になると血管の石灰化や，骨に悪影響がおよびます．リンは砂糖・甘味料・油脂類を除く全ての食品に含まれています．特に，乳製品や蛋白質が多く含まれる食品にリンも多く含まれています．また，一般的には加工食品（ハム，ソーセージ，かまぼこ，ちくわ，ファーストフードなど）には製造工程でリン酸化合物が多量に含まれているので注意が必要です．

●注意点

・蛋白質制限をしっかり守る.

・リン含量の少ない食品を選ぶ.

・リン含量の多い食品は，使用頻度や1回の摂取量に注意する.

・治療用補助食品としての低蛋白・低リン食品を利用する.

◎参考文献

1) 黒川　清，監修. 腎臓病食品交換表. 第9版　治療食の基準. 東京: 医歯薬出版; 2016.
2) 日本腎臓学会，編. エビデンスに基づく CKD 診療ガイドライン 2018. 東京: 東京医学社; 2018.

〔宮下 実〕

CKD で使われる薬と 注意すべき薬・健康食品

① CKD に使われる薬

　ここでは CKD でよく使われる薬についてご紹介します．これらの薬を使うことで，CKD の症状を改善する，合併症を予防する，腎機能障害の進行を抑えるなどの効果が期待できます．

※薬剤一般名の後ろの（　）内は代表的な商品名を示しています．

リン吸着薬

【薬の名前】

　　炭酸ランタン（ホスレノール®）　　　　　沈降炭酸カルシウム（カルタン®）

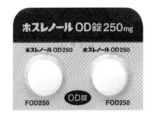 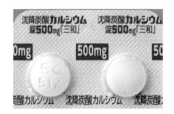

　スクロオキシ水酸化鉄（ピートル®）　　　　セベラマー（レナジェル®）

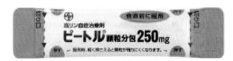 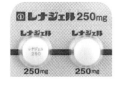

　　ビキサロマー（キックリン®）　　　　　クエン酸第二鉄（リオナ®）

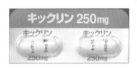 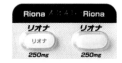

【作用】

　食べ物に含まれるリンを吸着して血液中のリンを低下させます．

【注意事項】

　食べ物に含まれるリンを吸着するので，**食事の直前や食後すぐに服用**すると効果的です．

【副作用】

　便秘をしたり，お腹が張ったり痛くなったりすることがあります．逆に，下痢になりやすいものもあります．

カリウム交換樹脂

【薬の名前】

ポリスチレンスルホン酸カルシウム（カリエード®，アーガメイト®）

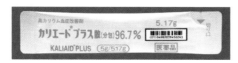 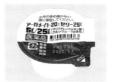

【作用】

腸管でのカリウムの吸収を抑えることで血液中のカリウム濃度の上昇を抑えます．

【注意事項】

この薬を服用中も，カリウム制限の食事療法は継続する必要があります．

【副作用】

お腹が張ったり，便秘になったりすることがあります．

経口吸着炭

【薬の名前】

球形吸着炭（クレメジン®）

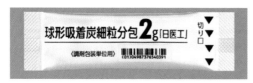

【作用】

腸内で尿毒症の原因になる有害な物質を吸着し，便と一緒に排泄させることで，尿毒症の症状を軽減させる可能性があり，透析の導入を遅らせるという報告もあります．

【注意事項】

他の薬と同時に飲むと，その薬も吸着されて効果が薄れるため，他の薬と同時に飲むことは避けます．他の薬を飲んだあと，30分〜1時間以上ずらしてこの薬を飲んでください．

【副作用】

便が黒くなったり，便秘や腹部膨満感，下痢が生じたりする場合があります．

活性型ビタミンD製剤

【薬の名前】

アルファカルシドール（アルファロール®）　　ファレカルシトリオール（フルスタン®）

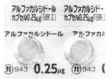 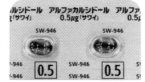 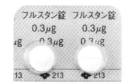

【作用】

　腎臓で行われるビタミンＤの活性化をあらかじめ済ませた"活性型"のビタミンＤで,腸管からのカルシウムの吸収を高めて骨を強くします. また, 副甲状腺ホルモン※の合成を抑えます.

※副甲状腺ホルモン：体内のカルシウムのバランスを整えるホルモン. 血中のカルシウムが不足した際に, 骨に蓄えられたカルシウムを放出させるため, 過剰にはたらくと骨がもろくなります.

【副作用】

　血液中のカルシウム値が上がりすぎると食思不振, 吐き気, 倦怠感が出ることがあります.

高尿酸血症治療薬

【薬の名前】

アロプリノール（ザイロリック®）　　　　フェブキソスタット（フェブリク®）

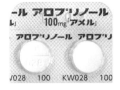 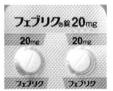

【作用】

　尿酸の産生を抑えて尿酸値を下げます. 痛風の予防や治療に用います.

【副作用】

　皮膚の発疹やかゆみが起きたり, 肝臓のはたらきが悪くなったりすることがあります.

利尿薬

【薬の名前】

フロセミド（ラシックス®）　　　　　　　　アゾセミド（ダイアート®）

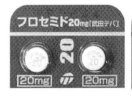 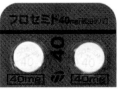 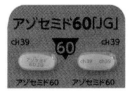

インダパミド（ナトリックス®）　　　　　　スピロノラクトン（アルダクトン®）

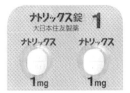 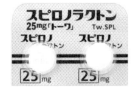

JCOPY 498-22454

エプレレノン（セララ®）　　　トリクロルメチアジド（フルイトラン®）

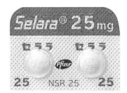
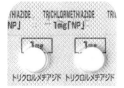

【作用】

尿量を増やして体内の余分な塩分や水分などを排泄し，血圧を下げたり，むくみをとったりするはたらきがあります．

【注意事項】

効き過ぎによる脱水を避けるために体重を測定するよう指導します．また，塩分制限の継続と飲水量の管理が重要です．

【副作用】

薬の種類によっては血液中のカリウムが下がったり（フロセミド，インダパミドなど），反対にカリウムが上がったりすることがあります（スピロノラクトン，エプレレノン）．また，女性化乳房（男性で乳房が膨らみ，痛みを感じることがある）が起きたりすることもあります．

アルカリ化剤

【薬の名前】

重曹

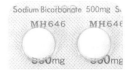

【作用】

健常時に比べて酸性に傾いた体液を，正常な弱アルカリ性に補正するために使われます．

【注意事項】

ナトリウム（塩分）が含まれているので，塩分制限に気をつけましょう．

エリスロポエチン製剤（注射薬）

【薬の名前】

ダルベポエチン アルファ（ネスプ®）　　　エポエチン ベータ ペゴル（ミルセラ®）

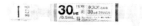
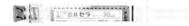

【作用】

腎臓で産生および分泌されている造血ホルモン（エリスロポエチン）を補って，赤血球

の産生を促し，貧血を治療します．

【副作用】

　急激に赤血球が増えると血圧が上がることがあります．

鉄剤

【薬の名前】

　クエン酸第一鉄（フェロミア®）　　　硫酸鉄（フェロ・グラデュメット®）

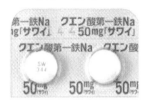 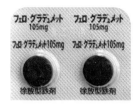

　溶性ピロリン酸第二鉄（インクレミン®）

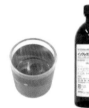

【作用】

　鉄を補充します．エリスロポエチン製剤を使用すると，新しい赤血球をつくるための材料である鉄が使われ，鉄不足になりやすいため，鉄剤の内服をすることで効率よく貧血の治療を行うことができます．

【副作用】

　吐き気があらわれる場合があります．

降圧薬

　血圧を下げる薬にはいくつかの系統があり，それぞれ違った特徴があります．ここでは，4系統の降圧薬※について紹介します．

　高血圧を合併したCKD患者さんには，多くの場合，アンジオテンシン変換酵素（ACE）阻害薬やアンジオテンシンⅡ受容体拮抗薬（ARB）が最初に選ばれます．これらのお薬は，CKDの進行を抑え，死亡のリスクを減らす効果が報告されています．蛋白尿がない場合は，カルシウム拮抗薬や利尿薬が選ばれることもあります．

※ 降圧薬は，効き過ぎて血圧が下がり過ぎることがあります（過降圧といいます）．そうすると，「頭がフラフラして倒れそうになる」，「体を起こしたり立ち上がったりすると気が遠くなる」，「目の前がまっ暗になる」，「胸がドキドキする感じが強い」，などの症状があらわれます．このようなときには必ず血圧を測定・記録して，早めに医師の診察を受けるように指導が必要です．

① -1　アンジオテンシン変換酵素（ACE）阻害薬

【薬の種類】

エナラプリル（レニベース®）　　　イミダプリル（タナトリル®）

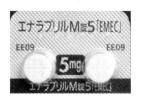
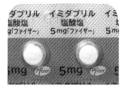

【作用】

　血圧を上げるホルモン "アンジオテンシン II" がつくられるのを抑えることで血圧を下げます．血圧を下げるだけでなく，尿蛋白を減らしたり，腎臓を保護したりする効果が証明されています．

【副作用】

　空咳（痰がからまない咳）が出ることがあります．血液中のカリウム濃度が上がることがあります．

① -2　アンジオテンシン II 受容体拮抗薬（ARB）

【薬の種類】

ロサルタン（ニューロタン®）　　　テルミサルタン（ミカルディス®）

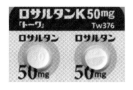
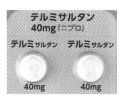

オルメサルタン（オルメテック®）　　アジルサルタン（アジルバ®）

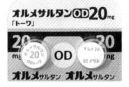
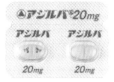

【作用】

　血圧を上げるホルモン "アンジオテンシン II" の作用を抑えることで血圧を下げます．血圧を下げるだけでなく，尿蛋白を減らしたり，腎臓を保護したりする効果が証明されています．

【副作用】

　血液中のカリウム濃度が上がることがあります．

②カルシウム拮抗薬

【薬の種類】

アムロジピン（アムロジン®，ノルバスク®）

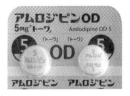

シルニジピン（アテレック®）

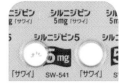

ニフェジピン（アダラート®，セパミット®）

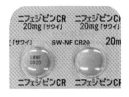
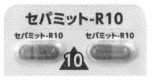

ベニジピン（コニール®）

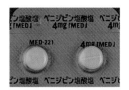

アゼルニジピン（カルブロック®）

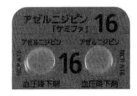

ジルチアゼム（ヘルベッサー®）

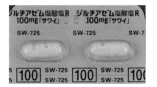

ニルバジピン（ニバジール®）

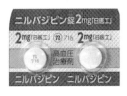

【作用】

　血管平滑筋へのカルシウムの流入を抑制することにより，血管を拡げて血圧を下げます．

【注意事項】

　これらの薬を服用する方は**グレープフルーツジュースを飲まないよう**指導します．薬の分解が抑えられて血液中の薬の濃度が上がるため，血圧が下がりすぎたり，動悸がしたりすることがあります．

【副作用】

　頭痛や頭がのぼせるような症状が起きたり，血管性浮腫（顔，のど，消化管，気道などが腫れる）が生じたりする場合があります．

③ β 遮断薬

【薬の種類】

カルベジロール（アーチスト®）　　　　　ビソプロロール（メインテート®）

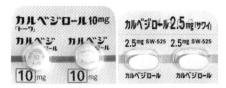 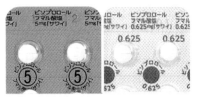

プロプラノロール（インデラル®）　　　　セリプロロール（セレクトール®）

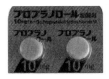 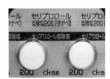

メトプロロール（セロケン®）　　　　　　アロチノロール

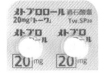 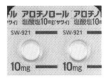

アテノロール（テノーミン®）

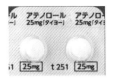

【作用】

心筋の収縮力を弱める作用と脈拍を遅くさせる作用により心臓の活動量を抑え，また末梢血管抵抗を低下させることで血圧を下げます．

【副作用】

脈が遅くなりすぎたり，血圧が低くなりすぎたりすることがあります．

糖尿病の患者さんでは，低血糖症状がわかりにくくなることがあります．

④血管拡張薬（α遮断薬）

【薬の種類】

ドキサゾシン（カルデナリン®）

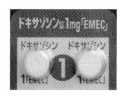

ウラピジル（エブランチル®）

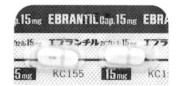

【作用】

血圧を上げるしくみの一つである交感神経のα₁受容体という部分を抑え，主に末梢の血管を拡げて血圧を下げます．

【副作用】

他の血圧降下薬よりも立ちくらみ（起立性低血圧），めまいなどがあらわれる頻度が高いので，この薬を服用しているときは急に立ち上がらずに，ゆっくりと立ってから動きはじめるよう指導します．

② CKD に注意が必要な薬

病院で処方される薬や市販薬には，腎臓に負担をかけてしまうものがあり，使用してはいけないものや量を減らす必要があるものがあります．気をつけなければいけない薬についていくつか紹介します．このような薬を使用する際には，必ず担当医または薬剤師に相談するよう説明を行います．

造影剤

CT 検査や心臓カテーテル検査（治療）などをする際に使われるお薬です．普通の人より少ない量で使用したり，腎臓への負担を減らすための薬を点滴したりする場合があります．

解熱鎮痛薬・消炎鎮痛薬

【薬の例】ロキソプロフェン（ロキソニン®），ジクロフェナク（ボルタレン®），
イブプロフェン（イブ®），アスピリン（バファリン®）

市販の風邪薬や痛み止めのなかにも含まれるお薬です．腎臓に負担をかけてしまうことが知られており，使用を控えたほうがよい場合があります．

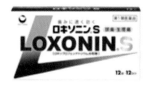

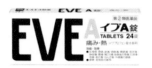

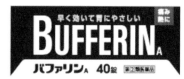

H₂ 遮断薬（胃薬）

【薬の例】ファモチジン（ガスター®），ラニチジン（ザンタック®），
　　　　ラフチジン（プロテカジン®）

　市販の胃薬にも病院でもらう薬と同じ成分が含まれているものがあります．腎臓の機能が低下していると薬の作用が過剰となる可能性があり，減量が必要な場合があります．

　また，アルミニウムが含まれる胃薬（制酸薬）にも注意しましょう．

抗ウイルス薬

【薬の例】アシクロビル（ゾビラックス®），バラシクロビル（バルトレックス®）

　帯状疱疹を治療する薬です．腎臓の機能が低下していると副作用のけいれんや意識消失が起こりやすくなるので，減量が必要です．

　この他にも，「抗精神病薬」「気分安定薬」「抗うつ薬」「抗リウマチ薬」「抗パーキンソン病薬」「抗てんかん薬」「高脂血症治療薬」「抗凝固薬」「糖尿病治療薬」など，注意が必要な薬は多岐にわたります．

　市販薬はもちろん，処方された薬についても，使用するときは腎臓専門医または薬剤師に相談するように指導が必要です．

③ 健康食品やサプリメントについて [1,2]

　患者さんに薬の服用歴について尋ねても，サプリメントは含まれないと考えるケースが多くあります．薬歴聴取の際には，処方された薬や市販薬の服用歴に加えて「サプリメントを飲んでいますか？」と聞くことが大事です．

健康食品・サプリメントとは （図 9-1）

　「健康食品」とは広い意味で食品の一部ですが，特に法令では定義されていません．一般に「健康の保持増進に資する食品として販売・利用されるもの」の総称です．

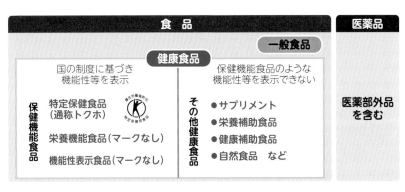

図 9-1
健康食品の分類

そのうち，実際に健康の保持増進効果があると確認されている「保健機能食品」と，そうでない「いわゆる健康食品」に大きく分類されます．

この他に，「健康食品」「健康補助食品」「栄養補助食品」「栄養強化食品」「栄養調整食品」「健康飲料」「サプリメント」など，さまざまな名前でよばれている食品がありますが，これらは，国が制度化し許可したものではありません．

健康食品・サプリメントは薬ではありません

「人の病気の診断，治療または予防に使用されることが目的とされるもの」は，薬（医薬品）だけであり，健康食品・サプリメントとは異なります．

「健康食品やサプリメントは病気の治療に使えない」ということをしっかり理解してもらう必要があります．

健康食品・サプリメントによる健康被害

「健康食品・サプリメントは薬ではなく食品だから，害がない」というのは誤りです．食品でも過剰摂取すれば有害作用が生じますし，アレルギーを起こす可能性もあります．

また，健康食品のなかで最も注意しなければならないのが，故意に薬の成分を添加した製品（無承認無許可医薬品）です．「食品です」と宣伝しながら，その製品中には薬の成分が含まれるので，添加された薬の含有量や種類によっては，重大な健康被害を受ける可能性があり，過去に死亡事例もあります．

健康食品・サプリメントと薬との相互作用

健康食品やサプリメントの成分によっては，薬の効果を弱めたり，副作用を強めたりすることがあります（表9-1）．

CKD患者さんが特に注意したい成分

・マグネシウム，アルミニウム，カリウムなど
　　⇒血液中の濃度が高くなると神経や心臓の機能に影響を及ぼします．
・ビタミンD，鉄，カルシウムなど
　　⇒治療薬と重複し，過剰投与に伴う副作用が出現する可能性があります．
・イスパキュラハスク，アロストロキア酸，イチョウ，チョウセンニンジンなどの
　植物由来成分
　　⇒高カリウム血症や腎毒性，出血などさまざまな報告があります．また，作用や悪影響について詳しく解明されていない成分も多数あります．
・プロテイン類
　　⇒蛋白質の過剰により老廃物が蓄積する可能性があります．

使用したい健康食品やサプリメントがある場合は，全成分表を入手したうえで，担当医または薬剤師に必ず相談させるようにしましょう．

表 9-1 ● 健康食品に添加されている成分と医薬品の相互作用が想定される主な事例

健康食品に添加されている成分		医薬品成分	医薬品への影響
ビタミン類	ビタミン B$_6$	フェニトイン（抗てんかん薬）	薬効の減弱
	葉酸	葉酸代謝拮抗薬（抗がん薬）	薬効の減弱
		フルオロウラシル，カペシタビンなど（抗がん薬）	薬効の増強
	ビタミン K（青汁，クロレラを含む）	ワルファリン（抗凝固薬）	薬効の減弱
	ビタミン C	アセタゾラミド（抗てんかん薬）	尿路結石のおそれ
	ナイシン	HMG-CoA 還元酵素阻害薬（高コレステロール血症治療薬）	副作用の増強（急激な腎機能悪化を伴う横紋筋融解症）
	ビタミン D	ジギタリス製剤（心不全治療薬）	薬効の増強
ミネラル類	カルシウム	活性型ビタミン D$_3$ 製剤（骨粗しょう症薬）	腸管からのカルシウム吸収を促進
		ジギタリス製剤（心不全治療薬）	薬効の増強
		ビスホスホネート系製剤（骨粗しょう症薬）テトラサイクリン系製剤，ニューキノロン系製剤（抗菌薬）	薬効の減弱
	マグネシウム	テトラサイクリン系製剤，ニューキノロン系製剤など（抗菌薬）ビスホスホネート系製剤など（骨粗しょう症薬）	薬効の減弱
	鉄	タンニン酸アルブミン（下痢止め）ビスホスホネート系製剤（骨粗しょう症薬）メチルドパ（降圧薬）テトラサイクリン系製剤，ニューキノロン系製剤など（抗菌薬）	薬効の減弱
その他	中性アミノ酸	レボドパ（抗パーキンソン病薬）	薬効の減弱
	コエンザイム Q$_{10}$	降圧薬，糖尿病治療薬	薬効の増強

※この表の健康食品に添加されている成分と医薬品成分の相互作用はおもな事例であり，これら以外にも相互作用の可能性は考えられます．

⑤ ポリファーマシーについて[3]

　ポリファーマシーとは,「Poly（複数）」＋「Pharmacy（調剤）」からなる言葉ですが,単純に「多くの薬を使用すること（多剤併用)」を指す言葉ではありません.

　仮に多くの薬を使用していても,治療や健康管理に必要な場合は,ポリファーマシーではありません.しかし,使用している薬の数が多くなくても,薬同士の相互作用や副作用が疑われる場合,同じ成分の薬が重複している場合,使用する理由が明確ではない薬が含まれている場合などは,ポリファーマシーの可能性があります.

　つまり,ポリファーマシーとは,さまざまな要因によって「必要以上の薬を使用している状態」を指します.

　CKD の患者さんは,治療に必要な薬の種類が多く,多剤併用となるケースが非常に多いことも事実です.そのため,今使用している薬がどんな薬で,何のために飲む薬なのかをよく理解し,「本当に必要な薬かどうか」を常に意識することがとても大切です.

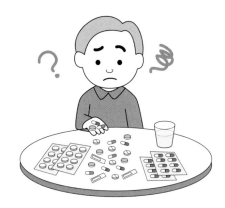

◎参考文献
1) 厚生労働省医薬食品局食品安全部. 健康食品の正しい利用法（パンフレット). https://www.mhlw.go.jp/topics/bukyoku/iyaku/syoku-anzen/dl/kenkou_shokuhin00.pdf
2) 国立循環器病研究センター循環器病情報サービス. よく考えて！ 飛びつく前に―健康食品・サプリメントの功罪―. http://www.ncvc.go.jp/cvdinfo/pamphlet/general/pamph126.html
3) 日本ジェネリック製薬協会. JGApedia　知っ得！豆知識　ポリファーマシー. https://www.jga.gr.jp/jgapedia/column/_19354.html

〔石川春奈　工藤真弓〕

第10章 検査値の意味と考え方

1 腎臓の機能に関連したおもな検査項目とその基準値

尿素窒素 (基準範囲：8.0 ～ 22.0 mg/dL)

食事で摂った蛋白質が分解されるときにできる老廃物で，腎臓から尿に排出されます．腎臓のはたらきが悪いと尿に出せずに血液の中にたまってしまいます．

クレアチニン (基準範囲：男性 0.61 ～ 1.09 mg/dL，女性 0.47 ～ 0.79 mg/dL)

全身の筋肉からつくられる老廃物で，腎臓から尿に排出されます．腎臓のはたらきが悪いと尿に出せずに血液の中にたまってしまいます．

食事などの影響をあまり受けないため腎機能の指標として用いられますが，腎臓のはたらきがもともとの 30％くらいまで低下しないとあまり変化しません．

クレアチニン値は，ほかにも年齢や性別，筋肉量などの影響で変動します．特に，ケガや病気などによる長期間の安静で筋肉量が減少すると，腎臓のはたらきが同じでもクレアチニン値は低くなるため注意が必要です．

一般的には，クレアチニン値が **8 ～ 10 mg/dL 程度**で腎代替療法が必要になりますが，個人差がかなり大きく影響します．

カリウム (基準範囲：3.6 ～ 4.8 mEq/L)

体内で電気信号を伝えるはたらきに関与している物質です．カリウムの濃度が高くなると，危険な不整脈や筋力低下などを引き起こすことがあります．

食物から吸収し腎臓で尿に排出して濃度を一定の範囲に保っているため，腎臓のはたらきが低下すると体にたまりやすくなります．

果物や生野菜に多く含まれるので，これらを食べ過ぎないことが重要です．

CKD 患者さんの目標値は「5.5 mEq/L 未満」です．

リン (基準範囲：2.5 ～ 4.5 mg/dL)

おもに骨や歯の構成に関わる物質で，腎臓を通して尿へ排出されます．

リンの値が高くなると動脈硬化が悪化しやすくなります．

食物から吸収し腎臓で尿に排出して濃度を一定の範囲に保っているため，腎臓のはたらきが低下すると体にたまりやすくなります．

蛋白質を多く含む食品や乳製品や加工食品などに多く含まれているため，これらの摂取には注意する必要があります．

CKD 患者さんの目標値は正常値と同じです.

透析療法中の患者さんの目標値は「3.5 〜 6.0 mg/dL」です.

ヘモグロビン（Hb） (基準範囲：男性 13.7 〜 17.4 g/dL，女性 11.2 〜 14.9 g/dL)

ヘモグロビンは赤血球の中にある鉄を含んだ物質で，主に体中に酸素を運ぶ役割を担っています.

この数値が低い状態を貧血といいます.

貧血になると腎臓からホルモン（エリスロポエチン）が出され，その刺激を受けて骨髄で赤血球がつくられるしくみになっています. 腎臓のはたらきが低下すると，エリスロポエチンが十分に産生されないため赤血球がつくられにくくなり，貧血が持続してしまいます.

保存期 CKD 患者さんの目標値は Hb 11 〜 13 g/dL です.

透析患者さんの目標値は Hb 10 〜 12 g/dL です.

推算 eGFR 値

腎臓の機能を表したもので，性別，年齢，血清クレアチニン値から計算で求めます. この値が 15 mL/min/1.73m^2 未満となると，腎代替療法を考慮する対象となります（**表 10-1**）.

② 合併症の予防と早期発見の検査

目的	項目	内容
動脈硬化の検査	FMD	血圧測定の要領で腕を加圧し，ゆるめた後の血管の拡張を超音波でみる検査.
	頸動脈超音波	首の動脈を超音波で見る検査.
	ABI，CAVI	手と足の血圧の比較や脈波の伝わり方の検査.
	SPP	皮膚のレベルの，より微小な血流を調べる検査.
	脈波	手や足の指先の血液循環を調べる検査.
心疾患の検査	心電図	不整脈や心臓の血管の異常を調べる検査.
	心臓超音波	心臓の動きと弁のはたらきなどを調べる検査.
	胸部単純 X 線	心臓の大きさや肺の異常の有無を調べる検査.
腎臓・肝臓・膵臓・胆嚢などの検査	腹部超音波 腹部 CT	内臓の病変の有無を調べる検査.

FMD：血管内皮機能検査，ABI：足関節・上腕血圧指数，
CAVI：心臓足首血管指数，SPP：皮膚灌流圧検査

ご自身の検査データと比べてみてください.
データの意義を理解して，これからの自己管理に
生かすことができるといいですね！

表 10-1 ● eGFR 男女・年齢別早見表

| | G1+2 | | G3a | | G3b | | G4 | | G5 |

注）GFR 区分は小数点以下 2 桁で考慮していますので，30 mL/min/1.73m^2 でも G4, 15.0 mL/min/1.73m^2 でも G5 としている部分があります.

男性用　血清 Cr に基づく GFR 推算式早見表（mL/min/1.73m^2）　eGFRcreat＝194×Cr$^{-1.094}$× 年齢（歳）$^{-0.287}$

血清Cr (mg/dL)	20	25	30	35	40	45	50	55	60	65	70	75	80	85
0.60	143.6	134.7	127.8	122.3	117.7	113.8	110.4	107.4	104.8	102.4	100.2	98.3	96.5	94.8
0.70	121.3	113.8	108.0	103.3	99.4	96.1	93.3	90.7	88.5	86.5	84.7	83.0	81.5	80.1
0.80	104.8	98.3	93.3	89.3	85.9	83.1	80.6	78.4	76.5	74.7	73.2	71.7	70.4	69.2
0.90	92.1	86.4	82.0	78.5	75.5	73.0	70.8	68.9	67.2	65.7	64.3	63.1	61.9	60.8
1.00	82.1	77.0	73.1	69.9	67.3	65.1	63.1	61.4	59.9	58.5	57.3	56.2	55.2	54.2
1.10	74.0	69.4	65.9	63.0	60.6	58.6	56.9	55.3	54.0	52.7	51.6	50.6	49.7	48.8
1.20	67.3	63.1	59.9	57.3	55.1	53.3	51.7	50.3	49.1	48.0	46.9	46.0	45.2	44.4
1.30	61.6	57.8	54.9	52.5	50.5	48.8	47.4	46.1	45.0	43.9	43.0	42.2	41.4	40.7
1.40	56.8	53.3	50.6	48.4	46.6	45.0	43.7	42.5	41.5	40.5	39.7	38.9	38.2	37.5
1.50	52.7	49.4	46.9	44.9	43.2	41.8	40.5	39.4	38.4	37.6	36.8	36.1	35.4	34.8
1.60	49.1	46.1	43.7	41.8	40.2	38.9	37.7	36.7	35.8	35.0	34.3	33.6	33.0	32.4
1.70	46.0	43.1	40.9	39.1	37.7	36.4	35.3	34.4	33.5	32.8	32.1	31.4	30.9	30.3
1.80	43.2	40.5	38.4	36.8	35.4	34.2	33.2	32.3	31.5	30.8	30.1	29.5	29.0	28.5
1.90	40.7	38.2	36.2	34.6	33.3	32.2	31.3	30.4	29.7	29.0	28.4	27.8	27.3	26.9
2.00	38.5	36.1	34.2	32.8	31.5	30.5	29.6	28.8	28.1	27.4	26.8	26.3	25.8	25.4
2.10	36.5	34.2	32.5	31.1	29.9	28.9	28.0	27.3	26.6	26.0	25.5	25.0	24.5	24.1
2.20	34.7	32.5	30.9	29.5	28.4	27.5	26.6	25.9	25.3	24.7	24.2	23.7	23.3	22.9
2.30	33.0	31.0	29.4	28.1	27.1	26.2	25.4	24.7	24.1	23.5	23.0	22.6	22.2	21.8
2.40	31.5	29.6	28.0	26.8	25.8	25.0	24.2	23.6	23.0	22.5	22.0	21.6	21.2	20.8
2.50	30.1	28.3	26.8	25.7	24.7	23.9	23.2	22.5	22.0	21.5	21.0	20.6	20.2	19.9
2.60	28.9	27.1	25.7	24.6	23.7	22.9	22.2	21.6	21.1	20.6	20.2	19.8	19.4	19.1
2.70	27.7	26.0	24.7	23.6	22.7	21.9	21.3	20.7	20.2	19.8	19.3	19.0	18.6	18.3
2.80	26.6	25.0	23.7	22.7	21.8	21.1	20.5	19.9	19.4	19.0	18.6	18.2	17.9	17.6
2.90	25.6	24.0	22.8	21.8	21.0	20.3	19.7	19.2	18.7	18.3	17.9	17.5	17.2	16.9
3.00	24.7	23.2	22.0	21.0	20.2	19.6	19.0	18.5	18.0	17.6	17.2	16.9	16.6	16.3
3.10	23.8	22.3	21.2	20.3	19.5	18.9	18.3	17.8	17.4	17.0	16.6	16.3	16.0	15.7
3.20	23.0	21.6	20.5	19.6	18.9	18.2	17.7	17.2	16.8	16.4	16.1	15.7	15.5	15.2
3.30	22.2	20.9	19.8	18.9	18.2	17.6	17.1	16.6	16.2	15.9	15.5	15.2		
3.40	21.5	20.2	19.2	18.3	17.6	17.1	16.5	16.1	15.7	15.3	15.0			
3.50	20.9	19.6	18.6	17.8	17.1	16.5	16.0	15.6	15.2					
3.60	20.2	19.0	18.0	17.2	16.6	16.0	15.5	15.1						
3.70	19.6	18.4	17.5	16.7	16.1	15.5	15.1							
3.80	19.1	17.9	17.0	16.2	15.6	15.1								
3.90	18.5	17.4	16.5	15.8	15.2									
4.00	18.0	16.9	16.0	15.3										

女性用　血清 Cr に基づく GFR 推算式早見表（mL/min/1.73m^2）　eGFRcreat＝194×Cr$^{-1.094}$× 年齢（歳）$^{-0.287}$×0.739

血清Cr (mg/dL)	20	25	30	35	40	45	50	55	60	65	70	75	80	85
0.60	106.1	99.5	94.5	90.4	87.0	84.1	81.6	79.4	77.4	75.7	74.1	72.6	71.3	70.0
0.70	89.6	84.1	79.8	76.3	73.5	71.0	68.9	67.1	65.4	63.9	62.6	61.3	60.2	59.2
0.80	77.5	72.7	68.9	66.0	63.5	61.4	59.5	57.9	56.5	55.2	54.1	53.0	52.0	51.1
0.90	68.1	63.9	60.6	58.0	55.8	54.0	52.3	50.9	49.7	48.6	47.5	46.6	45.7	45.0
1.00	60.7	56.9	54.0	51.7	49.7	48.1	46.6	45.4	44.3	43.3	42.4	41.5	40.8	40.1
1.10	54.7	51.3	48.7	46.6	44.8	43.3	42.0	40.9	39.9	39.0	38.2	37.4	36.7	36.1
1.20	49.7	46.6	44.2	42.3	40.7	39.4	38.2	37.2	36.3	35.4	34.7	34.0	33.4	32.8
1.30	45.5	42.7	40.5	38.8	37.3	36.1	35.0	34.1	33.2	32.5	31.8	31.2	30.6	30.1
1.40	42.0	39.4	37.4	35.8	34.4	33.3	32.3	31.4	30.6	29.9	29.3	28.7	28.2	27.7
1.50	38.9	36.5	34.7	33.2	31.9	30.9	29.9	29.1	28.4	27.8	27.2	26.6	26.2	25.7
1.60	36.3	34.0	32.3	30.9	29.7	28.8	27.9	27.1	26.5	25.9	25.3	24.8	24.4	24.0
1.70	34.0	31.9	30.2	28.9	27.8	26.9	26.1	25.4	24.8	24.2	23.7	23.2	22.8	22.4
1.80	31.9	29.9	28.4	27.2	26.1	25.3	24.5	23.9	23.3	22.7	22.3	21.8	21.4	21.1
1.90	30.1	28.2	26.8	25.6	24.6	23.8	23.1	22.5	21.9	21.4	21.0	20.6	20.2	19.8
2.00	28.4	26.7	25.3	24.2	23.3	22.5	21.9	21.3	20.7	20.3	19.8	19.5	19.1	18.8
2.10	26.9	25.3	24.0	23.0	22.1	21.4	20.7	20.2	19.7	19.2	18.8	18.4	18.1	17.8
2.20	25.6	24.0	22.8	21.8	21.0	20.3	19.7	19.2	18.7	18.3	17.9	17.5	17.2	16.9
2.30	24.4	22.9	21.7	20.8	20.0	19.3	18.8	18.2	17.8	17.4	17.0	16.7	16.4	16.1
2.40	23.3	21.8	20.7	19.8	19.1	18.5	17.9	17.4	17.0	16.6	16.3	15.9	15.6	15.4
2.50	22.3	20.9	19.8	19.0	18.3	17.6	17.1	16.7	16.2	15.9	15.5	15.2		
2.60	21.3	20.0	19.0	18.2	17.5	16.9	16.4	16.0	15.6	15.2				
2.70	20.5	19.2	18.2	17.4	16.8	16.2	15.7	15.3						
2.80	19.7	18.5	17.5	16.8	16.1	15.6	15.1							
2.90	18.9	17.8	16.9	16.1	15.5	15.0								
3.00	18.2	17.1	16.2	15.5										
3.10	17.6	16.5	15.7											
3.20	17.0	15.9	15.1											
3.30	16.4	15.4												
3.40	15.9													
3.50	15.4													
3.60														
3.70														
3.80														
3.90														
4.00														

※酵素法で測定した Cr 値を用いてください. 18 歳以上にのみ適用可能です. 小児には使用できません.

（日本腎臓学会，編. CKD 診療ガイド 2012）

③ CKD のステージ分類と治療目安について

　CKD の重症度は，①腎臓が尿をつくるはたらきの程度（**図 10-1**），②糖尿病や高血圧などの腎臓病のもとになっている病気（原疾患といいます），③尿蛋白の状態，の 3 点を合わせて評価されます.

図 10-1 ● ステージ分類と治療目安

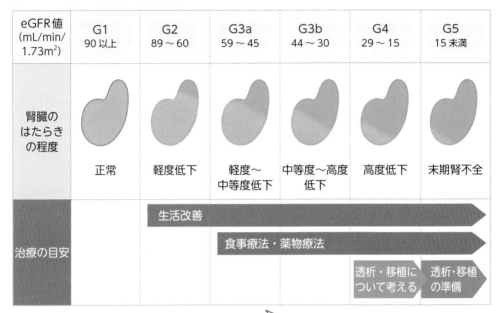

eGFR 値 (mL/min/1.73m²)	G1 90 以上	G2 89〜60	G3a 59〜45	G3b 44〜30	G4 29〜15	G5 15 未満
腎臓のはたらきの程度	正常	軽度低下	軽度〜中等度低下	中等度〜高度低下	高度低下	末期腎不全
治療の目安		生活改善				
			食事療法・薬物療法			
					透析・移植について考える	透析・移植の準備

eGFR 値, 早見表と照らし合わせて, 患者さん自身の残存腎機能を確認してみましょう.

◎参考文献
1) 日本腎臓学会, 編. エビデンスに基づく CKD 診療ガイドライン 2018. 東京: 東京医学社; 2018.
2) 2015 年版　日本透析医学会 慢性腎臓病患者における腎性貧血治療のガイドライン. 透析会誌. 2016; 49: 89-158.

〔冨永直人　今野雄介〕

第11章 運動療法

長い間，CKD患者さんは運動をせず，安静にしていることが必要といわれていました．しかし近年では，CKD患者さんが運動を行うことで，生活習慣病予防や心血管疾患予防に役立つだけではなく，腎機能の悪化も軽減できうることが報告されています．つまり運動をすることは，CKD治療のひとつであるといえます．本章では運動の必要性や，安全に運動を行う方法についてお伝えします．

① CKD患者さんの体力の特徴

CKD患者さんの体力や筋力は一般の方と比較し低下しやすいことが知られています．CKD患者さんでは，尿毒素の蓄積や蛋白質の摂取制限などの影響で，CKDではない方に比べ約10〜30%程度も体力・筋力が低下しているとされています[1]．体力低下・筋力低下は歩く能力を低下させたり，骨折，寝たきりなどの原因となったりすることがわかっており，CKD患者さんでは積極的に体力・筋力を維持するための介入が必要であるといえます．

② 一人でも簡単にできる体力チェックの方法

片脚立ちバランステスト

片脚で立ってなるべく長く保持します．
ご高齢の方では保持時間が3〜4秒以上が合格ラインです．

指輪っかテスト [2]

ふくらはぎの最も太い部分を両手の親指と人さし指で囲む．

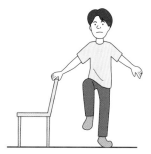

* 転倒の危険があるので，必ず何かつかまれるもののそばで実施してください．

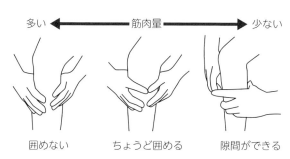

多い ←	筋肉量	→ 少ない
囲めない	ちょうど囲める	隙間ができる

* 足のむくみが多い方では判定が難しい場合あり

③ 運動の種類

有酸素運動：散歩，ウォーキング，水中歩行，自転車など

有酸素運動は散歩やウォーキングに代表される運動です．体力の向上や脂肪の燃焼に効果的であることはよく知られていますが，それ以外にも腎機能の維持にも効果があることわかっています[3]．

筋力トレーニング：スクワット体操，かかと上げ体操，立ち座り体操など

筋力トレーニングも非常に重要な運動です．上で説明した有酸素運動も重要な運動ですが，それだけでは筋力アップにはつながりません．筋力トレーニングを追加すると，より元気な体を保つことができるのです．特別な器具やダンベルなどは必要ではなく，簡単にはじめることができます．

COLUMN 12

貯筋とは

みなさまは「貯筋（ちょきん）」という言葉をご存知でしょうか？
その名の通り，体を鍛えて，筋肉を貯めるということです．
「貯筋」をすることで，高齢になっても要介護状態になるのを防いだり，寝たきりを予防できたりすることが知られています．また，認知症の予防にも効果的ということがわかっています．
「筋力トレーニング，筋力アップ」といわれると筋肉ムキムキスポーツマンを想像されるかもしれませんが，そうではありません．お金を貯めるように「毎日，コツコツ，少しずつ」を意識することが重要です．

---

④ 運動の強さ

激しすぎる運動は過剰な血圧上昇を引き起こし，心臓や腎臓への負担を高めます．運動の強さは，「まあ楽かな」くらいから「ちょっと大変かな」程度の運動にとどめ，"いきむ"ような動作は避ける必要があります．ウォーキングであれば「歌いながらは歩けないが，話しながらなら歩ける」くらいのスピードがちょうどよい程度です．

⑤ 運動の時間，頻度

　有酸素運動は，1 回あたり 20 ～ 60 分を目安に実施するようにしましょう．また筋力トレーニングは 1 種目 10 ～ 20 回程度が目安で，慣れてきたら，これを 3 セット程度行うとより効果的です．毎日継続できることが望ましいですが，難しい場合は週 3 回以上を目標に継続してみましょう．

⑥ 運動を行わない方がよいとき

　以下のような症状では，積極的に運動を行うことが望ましくない場合がありますので，担当医へ相談するように患者さんへ伝えましょう．
・腎機能が急激に低下しているとき
・合併症（網膜症，心疾患，重症の下肢虚血など）が進行しているとき
・尿毒症の症状（倦怠感など）が強いとき
・血圧のコントロールが悪いとき
・糖尿病のある方は，血糖コントロールが不安定なとき

⑦ 運動を長く続けるコツ

歩数計の利用

　歩数計をつけて生活することで，普段の生活の中でどのくらい動いているか把握できるだけでなく，動く量も自然と増加することが知られています．
　1 日の歩数を測定し，記録用紙に書き込み，運動の記録をつけましょう．
・薬局などにさまざまな種類の歩数計が売っています．
・スマホや携帯電話の歩数計を用いても大丈夫です．
・血圧手帳や運動記録手帳（図 11-1）を使用してみましょう．もちろん普段お使いの手帳やカレンダーなどに記録しても構いません．

普段の生活の中に運動を取り入れる

　「家事や仕事が忙しくて運動している暇なんてない！」という方もいるかと思います．そのような場合は，以下のような工夫をして生活に運動を取り入れましょう
・普段より 1 つ前のバス停や駅で降りて歩いてみる．
・エレベーターを使わずに階段で昇降をする．
・自転車や自動車を使わずに歩いて通勤する．
・料理をつくっている際，お湯が沸くのを待っている間に背伸び体操などを行う．

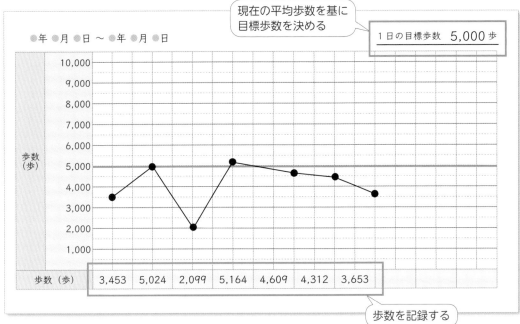

現在の平均歩数を基に目標歩数を決める

●年 ●月 ●日 ～ ●年 ●月 ●日

1 日の目標歩数 **5,000** 歩

| 歩数（歩） | 3,453 | 5,024 | 2,099 | 5,164 | 4,609 | 4,312 | 3,653 |

歩数を記録する

図 11-1 ● 運動記録手帳

⑧ 具体的な運動方法

準備体操

ストレッチは 10 ～ 15 秒程度，ゆっくり伸ばします.

●ふくらはぎ

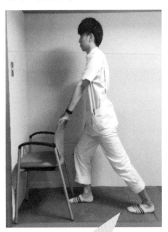

後ろ足の踵が地面から離れないようにし，痛みがなく気持ちよさを感じるところまで，前足の方に体重をかけていきます

●太もも

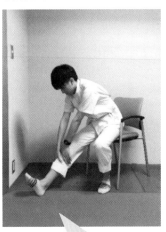

椅子に浅く腰掛け，片足を前方へ伸ばし，反動をつけずに体を前の方へ傾けていきます

自宅で可能な筋力トレーニング

各 15 〜 20 回

●スクワット

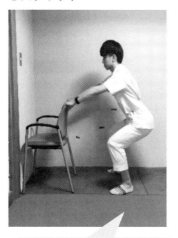

足の裏全体を地面につけたまま，お尻を後ろに突き出すように腰を下ろしていきます

●踵上げ

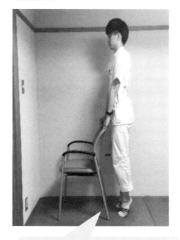

背伸びをした状態を 5 秒間保持します

●立ち上がり練習

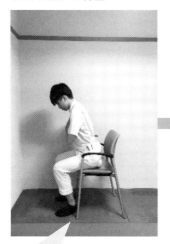

椅子に浅めに腰掛けます

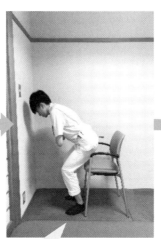

お辞儀をしながら立ち上がります

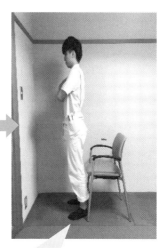

最後は腰と膝をまっすぐに伸ばして立ちます

●肩，腕のトレーニング：水の入ったペットボトルなどを使いましょう

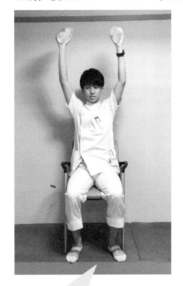

万歳をするように腕を上げていきます

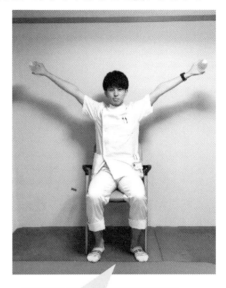

手の甲が上を向くようにして横から腕を上げていきます

◯参考文献

1) 音部雄平，他．保存期慢性腎臓病患者における筋力値および健常者平均値との比較, 理学療法学．2017；44：401-7.
2) 飯島勝矢　サルコペニア危険度の簡易評価法「指輪っかテスト」．臨床栄養．2014；125：788-9.
3) Robinson-Cohen C, et al. Physical activity and change in estimated GFR among persons with CKD. J Am Soc Nephrol. 2014；25：399-406.

〔音部雄平　大成悟志〕

第12章 腎代替療法

① 腎代替療法とは

　　腎臓のはたらきが大きく低下してくると，老廃物の蓄積などによって次第に体調が悪化
し，やがて生命が脅かされることになります．腎代替療法は，そのように弱ってしまった
腎臓の代わりに患者さんの体内の老廃物を排泄するなどして，生命を維持して体調を整え，
通常とほとんど同じ生活を送ることを可能にしてくれる医療です．

　　腎代替療法には，腹膜透析，血液透析，腎移植の3種類があります（**表 12-1**）.

表 12-1 ● 腹膜透析（PD），血液透析（HD），腎移植の比較

項目	腹膜透析（PD）	血液透析（HD）	腎移植
特徴	毎日行うため，体調が安定しやすい	余分な水分や老廃物を素早く取り除く	ドナーより腎臓の提供を受ける（献腎または生体腎）
手術	カテーテル挿入術 出口部作成術	シャント造設術	腎移植術
期間	5～6年	永続的	多くは10年以上
通院回数	1～2回/月	2～3回/週	1～2回/月
食事への注意	塩分・リン制限あり カリウム制限はゆるい	塩分・水分制限あり カリウム・リン制限あり	食事制限はゆるい（塩分制限あり）
苦痛	おなかの張りや腰痛 バッグ交換が頻回（CAPD）	毎回2本の針を刺す 透析中の血圧低下	拒絶反応 免疫抑制薬の副作用
腎臓の代わり	おなかの中にある腹膜	人工腎臓（ダイアライザー）	移植した腎臓
透析をする場所	自宅，会社	病院，診療所	ー
操作をする人	本人または家族	医療スタッフ	ー
透析に必要な時間	1回約30分を3～4回（CAPD） 夜間8時間前後（APD）	基本4時間/回	ー
時間の制約	治療中に活動できるため 時間の制約は少ない	治療中はベッド上のため 時間の制約が多い	ー
感染に対する注意	出口部を清潔に保つ 排液の性状を観察する 清潔な環境で作業する	シャントを清潔に保つ	ー
入浴	可（出口部の状態に合わせてパウチを使用する場合もある）	透析日の透析後は不可	ー

② 腎代替療法（透析・移植）をはじめるタイミング

　腎臓のはたらきがどの程度まで悪化したら腎代替療法が必要になるかは，人によって大きな差があります．

　一般的な目安として，「腎臓のはたらきが15％未満」，「CKDステージG4〜5」となったら腎代替療法を考え始めます．「療法選択外来」をご家族とともに受診していただき，医師・看護師から今後の生活を含めた腎代替療法の説明を行い，一緒に療法選択を行います．「腎臓のはたらきが8〜10％未満」で腎代替療法開始準備のための入院を行います．尿毒症の症状がなくても，腎代替療法の開始へ向けて計画的に進めていくことが大切です．

　腎代替療法を開始するタイミングが遅れると，吐き気で食事がまったく取れなくなったり，急に呼吸が苦しくなったり，血圧が急上昇したり，危険な不整脈が生じたりと，さまざまな危険な症状があらわれます．こうなると状態は悪くなる一方で，ときには突然死してしまうケースもあります．直ちに入院してカテーテル（太い血管に挿入する管）を用いて緊急透析を行うことが必要になりますし，体調の回復に時間がかかり入院期間も長くなることがわかっています．こうした事態を避けるため，症状が出ないうちから腎代替療法についてよく考えて，必要な準備を進めて行くことが大切です．

　CKDの患者さんが，腎機能の低下に伴って腎代替療法を開始した場合は，基本的に生涯にわたって腎代替療法を続けることが必要です．しかし，患者さんの希望や状況によって，一度はじめた腎代替療法を他の方法に変更することは可能ですから（図12-1），それぞれの治療について，担当医は患者さんと相談して下さい．

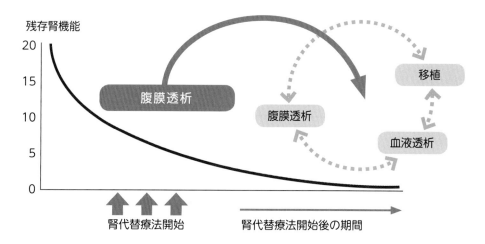

図12-1 ● 包括的腎代替治療（例）

③ 腎代替療法の種類

腹膜透析，血液透析，腎移植という3種類の腎代替療法について詳しく説明します．

腹膜透析

1. 腹膜透析とは，「お腹の中に透析液を入れて数時間後に排液する」という作業を繰り返し行うことで，腹膜を介して余分な水分や老廃物を取り除く治療方法です（**図12-2**）．

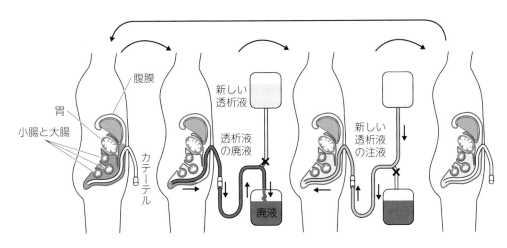

図12-2 ● **腹膜透析のしくみ**

2. 腹膜透析は在宅療法で，大部分を患者さん自身で行っていく治療法です．病院には，原則として4週間に1回来院していただきます．仕事や子育てなどの生活サイクルや，体調や検査データなどの治療の目安などを考慮しながら，患者さんのライフスタイルにあった治療方法をアレンジすることができます（**図12-3**）．

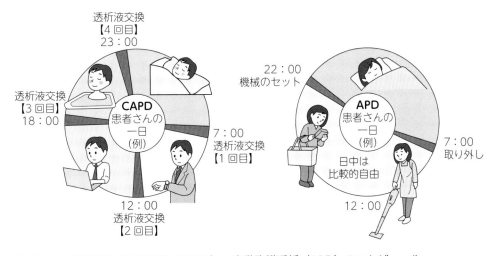

図12-3 ● **持続携帯式腹膜透析（CAPD）と自動腹膜透析（APD）のスケジュール**

3.腹膜透析治療をはじめる前に，透析液を出し入れするためのカテーテル（特別なチューブと説明しましょう）をお腹に挿入する手術を，あらかじめ行っておきます．手術の方法には，一度の手術でカテーテルを設置してしまう方法（従来法）と，カテーテルの挿入を2段階に分けて行う方法（SMAP法）があります．SMAP法は，第一段階としてカテーテルをお腹に挿入して外の部分は皮膚の下に埋め込んでしまいます．その後，腎臓のはたらき具合いや体調をみて，透析が必要になったときに埋め込んだカテーテルを皮膚を少し切って引き出し（出口部作成術），腹膜透析をはじめる方法です．この方法は，腹膜透析の開始時にトラブルが少なく，必要なときにすぐにはじめられるのが利点です．

4.腹膜透析は患者自身の腎臓がある程度はたらくことを前提とした治療であり，腎臓のはたらきがまったく失われてしまうと治療が不十分になります．また，腹膜透析を長期間行うと，「被囊性腹膜硬化症」という合併症を併発することがあります．こうしたことから，5～6年ほど腹膜透析を受けたのち，血液透析へ移るべきであるといわれています．

血液透析

1.血液透析とは，血液を体外に抜き出して透析装置に直接通すことによって，血液中の老廃物や余分な水分を尿の代わりに取り除く治療法です（**図12-4**）．透析の装置の進歩によって，大部分の老廃物を効率的に除去することができ，水分の除去量の管理も確実に補えるようになってきました．

2.血液透析を行うときには，1分間に200mL程度の血液を体外に抜き出すこと（脱血）が必要です．そのために，あらかじめ手術（シャント手術）を行って太い血管（シャント血管）を準備しておく必要があります．この太い血管に毎回2本の針を刺します．手術してから実際に針を刺して透析に使用するまでには，最低でも2週間程度は待つことが必要です．

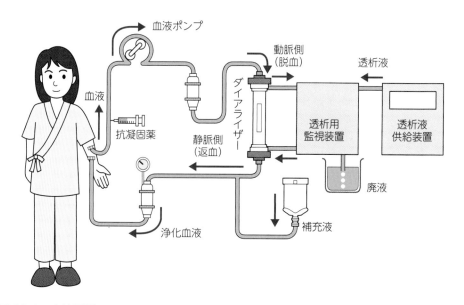

図12-4 ● 血液透析のしくみ

3.血液透析治療は自宅から病院や透析専門のクリニックに通院して行います．現在最も一般的に行われている血液透析のスケジュールは，週に3回（月水金か火木土），1回あたり4時間の血液透析を行うもので，透析の前後の準備や着替えなどを考えると，1回5時間程度はかかります．治療中は，ベッドや専用の椅子に横たわって安静にし，テレビ視聴や読書などをして過ごします．時間帯は，午前（9時頃スタート），午後（13時頃スタート），夜間（17時頃スタート）などが一般的ですが，医療機関ごとに異なっています．

※血液透析では自宅で行う在宅血液透析（HHD）もあります．在宅治療になるため，トレーニングや水道・電気設備工事，治療部屋の確保などが必要であることを主治医は説明のうえ，患者さんと相談してください．

腎移植について

　3種類の腎代替療法のなかで腎移植は，トラブルなく成功すれば患者さんのメリットが最も大きい治療法だと考えられています．最大の問題は，拒絶反応などによって移植した腎臓が一定の割合でダメになってしまうことです．免疫抑制治療の発展によって治療の成績は向上していますが，100％ではありません．

　腎移植を受けるためには一定の条件があります．そのため，手術前に移植施設を受診して全身のチェックを行います．

● 腎移植の種類

生体腎移植

　生体腎移植は親，子，兄弟などの血縁者や配偶者などから腎臓の提供を受けて移植します．腎臓は1人に2個あり，腎臓を提供する方（ドナー）からどちらか一方の腎臓を取り出して，移植を受ける方（レシピエント）に移植します．正常な腎臓であれば，1個になっても腎不全になる可能性は非常に低いと考えられていますが，ドナーが健康を損なうことがないように配慮する必要があります．

献腎移植

　献腎移植とは，亡くなられた方から腎臓を提供していただく移植のことで，心臓死からの移植と脳死からの移植があります．献腎移植を希望している場合には，臓器移植ネットワークにあらかじめ登録する必要があります．現在通院中の施設からの紹介状をもって希望する移植施設を受診し，移植適応判断，組織適合性検査（7万円）を受けてもらいます．献腎移植患者登録票，検査結果，登録料（3万円）の振込みがそろったら，データが登録されて手続き終了となります．その後，1年に一度は登録更新のために移植施設を受診していただきます．更新手数料は5,000円です．

● 腎移植 Q ＆ A

どのような人が移植を受けられますか？

　移植を受けられる方は，①末期腎不全であり，②悪性腫瘍がなく，③感染症がない方で

す．そのほかにもさまざまな条件があります．多くの検査を受けていただくため，準備には時間がかかります（数ヵ月から1年）．

透析をしてからでないと移植できませんか？

透析をせずに腎移植をする方法（先行的腎移植）も行われています．ただし，患者さんの状況によっては先に透析をするほうが安全な場合もあります．

血液型が違ったら移植できませんか？

血液型が違う場合でも，手術前に特殊な処置や点滴を行うことで移植をすることができます．血液型が一致している場合と比べても，移植後の成績は遜色ないとされています．

腎不全の原因によっても違いがありますか？

一部の腎臓病では，「移植した腎臓にも同じ病気が再発して腎機能が悪くなってしまうおそれ」があることが知られています．

腎移植はどんな手術なの？

腎臓を移植する手術では，通常は患者さん自身の腎臓はそのまま残し，提供された腎臓を骨盤（下腹部）の左右どちらかに埋め込みます．そして，近くを通る大きな動脈・静脈と提供された腎臓の血管をつなぎ，さらに提供された腎臓についている尿管を自身の膀胱につなぎます（**図12-5**）．

手術は全身麻酔で行い，平均的な手術時間は約4時間です．手術のおよそ1週間前に入院して準備を行い，手術後は経過が順調であれば2～4週ほどで退院が可能になります．

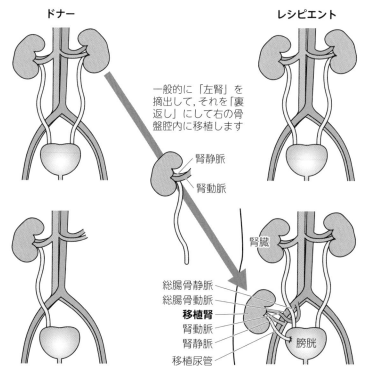

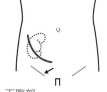

図12-5 ● 腎臓移植手術

開腹手術と内視鏡下手術とは？

　生体腎移植のドナー（腎臓を提供する方）から移植に用いる腎臓を摘出する手術には，開腹手術と内視鏡下手術の 2 通りがあります．最近では，傷が小さいことや術後の負担が少なく回復も早いことから，内視鏡下手術が増えてきました（**図 12-6**）．

　移植するための腎臓を取り出す手術は，通常全身麻酔下で行い，約 3 時間程度かかります．手術後は，約 1 週間で退院が可能です．

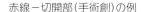
赤線－切開部(手術創)の例

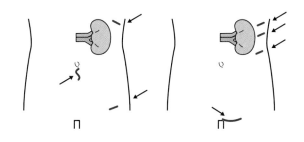

図 12-6 ● 内視鏡下腎臓摘出手術

開腹手術では腎臓を摘出する側の脇腹を 20 cm ほど切開していましたが，内視鏡手術では上記いずれかのように小さな創から内視鏡や手術器具を挿入します．ただし，最後に腎臓を取り出すために 5 ～ 6 cm 程度の切開が必要になります．

◎参考文献
1）日本腎臓学会，日本透析医学会，日本移植学会，日本臨床腎移植学会，日本腹膜透析医学会．腎不全治療選択とその実際　2018 年版．
2）日本腎不全看護学会，編．腎不全看護．第 5 版．東京：医学書院；2016．

〔石渡希恵　本鍋田由美子　大原節子　野崎美穂　圓 直美　寺下真帆〕

資料1 CKD 看護外来

　「CKD 外来」の「CKD（chronic kidney disease）」とは「慢性腎臓病」のことです．腎臓の機能が低下してやがて腎不全に進んでしまう可能性がある状態です．

　腎臓は，自覚症状の出にくい臓器です．しかも，一度悪くなるともとに戻らないのが特徴の進行性の病気です．自覚症状が出てしまうくらい病気が進んでしまうと，治療もしだいに難しくなってきます．早期から生活習慣や食事に気をつけて腎臓の保護につとめることが必要です．

　「CKD 看護外来」は，医師による通常の外来診療とは違い，看護師による外来です．医師の診察時間内での細かい説明には限界があるため，医師の診察とは別に時間を設定して，個別に適切な情報提供や指導を行っています．
　具体的には，腎保護の重要性や生活習慣，食事の工夫など継続して自己管理ができるように支援しています．

〔山寺邦子　松浦千絵〕

JCOPY 498-22454

資料2 透析療法を支える社会保障制度

透析開始にあたり，患者さんは治療への不安だけでなく，医療費のこと，仕事のこと，先々の生活のことなど，さまざまな生活上の不安を抱かれています．ここでは，透析治療を受けながら，安心して生活を送ってもらえるよう，利用できる社会保障制度を紹介します．

特定疾病療養受療証

健康保険証とともに「特定疾病療養受療証」を医療機関の窓口に提示することで，入院・外来ごとに，1つの医療機関あたりでの1ヵ月の**自己負担分が上限1万円（上位所得者は2万円）**となります．

〈申請窓口〉

加入している健康保険	申請窓口
国民健康保険	市区町村役所の国民健康保険課など
全国健康保険協会（協会けんぽ）	全国健康保険協会各支部
組合健康保険	各健康保険組合
共済組合保険	各共済組合
後期高齢者医療制度	市区町村役所の後期高齢者担当など

〈手続きの流れ〉
① 上記窓口で所定用紙（例：川崎市の場合「意見書」）をもらう．
② 担当医に「意見書」の作成を依頼する．
③「意見書」ができ上がったら，上記申請窓口へ提出する．
④「特定疾病療養受療証」が交付されたら，医療機関へ提示する．

〈ポイント〉
・人工透析を開始してからの申請になります．また一時的な透析は対象外です．
・入院している場合の食事療養費，おむつ代，差額室料は助成の対象にはなりません．
・申請した月の1日から適用になります．月末に透析開始した場合は，月内に手続きすることで，当該月より助成を受けることができます．
・自己負担分の上限1万円（上位所得者は2万円）は，医療機関ごと，入院ごと，外来ごとに別の取り扱いとなります．

身体障害者手帳（じん臓機能障害）

　継続的に透析が必要な患者さんは,身体障害者手帳制度のじん臓機能障害に該当します.また同時に重度障害者医療費助成制度の対象にもなり,医療費の自己負担分が助成されます.

〈申請窓口〉各市区町村役所 障害福祉課など

〈手続きの流れ〉
① 上記窓口で「身体障害者診断書・意見書（じん臓機能障害)」「申請書」をもらう.
② 担当医に「身体障害者診断書・意見書」の作成を依頼する.
③「身体障害者診断書・意見書」が出来上がったら,「申請書」「写真（縦4cm×横3cm)」「印鑑」を持参し窓口にて申請する.
④ 申請から1〜2ヵ月後に身体障害者手帳が交付される.

〈身体障害者手帳取得後に受けられる主なサービス〉
① 重度障害者医療費の助成（身体障害者手帳1〜2級の方)
　特定疾病療養受領証による自己負担分の上限1万円（上位所得者は2万円)や,透析以外の疾病にかかった医療費の自己負担分が助成されます.健康保険証とともに「重度障害者医療証」を医療機関に提示してください.
② 透析液加温器の給付
　ご自宅などで腹膜透析を行っている方には,日常生活用具として透析液加温器が給付されます.費用の1割負担となりますが,所得に応じ上限額設定があります.事前に身体障害者手帳をお持ちのうえ,上記申請窓口へご相談ください.
③ その他
　福祉タクシー利用券の交付
　税制上の優遇措置（所得税・住民税・自動車税・その他税金の控除)
　公共交通機関の割引（電車・タクシー・有料道路・航空運賃など)

〈ポイント〉
・交付年月日からの適用となります.
・入院している場合の食事療養費,おむつ代,差額室料は助成の対象になりません.
・お住まいの地域以外の自治体で医療機関を受診された場合には,医療機関窓口でいったんお支払いいただき,その後 助成申請が必要です.
・身体障害者手帳取得により受けられる福祉サービスの内容は,自治体によって異なります.どのようなサービスが受けられるかについては,申請窓口にてお問い合わせください.

障害年金

　障害年金は，病気やケガにより生活や仕事などが制限されるようになった場合に，現役世代の方も含めて受け取ることができる公的な年金制度です．障害年金を受け取るには，下記の要件すべてを満たす必要があります．

〈支給要件〉
① 加入要件：「初診日[*1]」に国民年金，厚生年金等に加入している
② 障害程度の要件：「障害認定日[*2]」において，法令に定められた一定の障害の状態にある（透析治療を受けている方は，「一定の障害の状態」に該当します）
③ 保険料納付要件：初診日前に，加入期間の3分の2以上，保険料を納めている（保険料免除期間を含む）
　　*1 「初診日」とは…
　　　　障害の原因となった疾病について，初めて医師の診療を受けた日です．
　　　　例えば，糖尿病性腎症で透析治療を開始した方は，糖尿病の診断を受けた日が初診日となります．
　　*2 「障害認定日」とは…
　　　　・初診日から1年6ヵ月を経過した日
　　　　・もしくは，透析治療開始から3ヵ月を経過した日

〈申請窓口〉お近くの年金事務所，または年金相談センター

〈ポイント〉
・障害年金の請求においては，障害の原因となった疾病や病歴，初診日の特定など，複雑でわかりづらいことが多いため，まずは，直接上記申請窓口にてご相談ください．

傷病手当金

　傷病手当金は，病気やケガで働くことが困難になり，事業主から十分な報酬（給与）が受けられない場合に，生活を保障するために設けられた制度です．透析治療の開始に伴い，頻繁な外来通院，体調不良による休暇，透析開始に向けての入院など，継続的に働くことが困難な場合には，ぜひご相談ください．

〈支給案件〉
　支給には，下記の要件すべてを満たす必要があります．
① 社会保険加入中である
　　社会保険（協会けんぽ・組合健康保険・共済組合保険）以外の保険加入の方は対象外です．
　　医療保険被保険者証を確認しましょう．

② 業務外の事由による病気やケガのため治療中である

業務中および通勤中のケガは労災保険の給付対象のため，傷病手当金を受けることはできません．

③ 療養のため仕事に就くことができない

病気やケガで働くことが困難な状態であり，医師の指示による療養期間中であれば，入院・通院は問いません．

④ 連続する3日間を含み4日以上仕事を休んでいる

医師の指示によって休みはじめた日から，連続する最初の3日間は「待機期間」とみなされ，傷病手当金の支給対象外です．4日目以降からが給付の対象期間となります．

⑤ 休んだ療養期間中に給与の支払いがない

会社より給与が支払われている間は，傷病手当金は支給されません．ただし，給与の支払いがあっても，傷病手当金の額よりも少ない場合は，その差額が支給されます．また，「待機期間」は有給休暇でも構いません．

〈支給金額および支給期間〉

① 支給金額

標準報酬日額の6割程度．

② 支給期間

支給開始した日から最長1年6ヵ月間（途中復職し，再度働けなくなった場合は，復職した期間も含まれます）．1年6ヵ月を超えた場合，同じ病名で再び受給することはできませんので注意が必要です．

〈相談窓口〉

加入している健康保険	申請窓口
全国健康保険協会（協会けんぽ）	全国健康保険協会各支部
組合健康保険	各健康保険組合
共済組合保険	各共済組合

職場の担当の方，および加入している医療保険の担当の方と相談することが大切です．

◎参考文献
1) 透析ソーシャルワーク研究会，編．腎臓病患者の社会保障ガイドブック．全国腎臓病協議会；2017.
2) 厚生労働省．https://www.mhlw.go.jp/index.html
3) 全国腎臓病協会．https://www.zjk.or.jp/
4) 日本年金機構．https://www.nenkin.go.jp/service/jukyu/shougainenkin/jukyu-yoken/20150401-01.html
5) 全国健康保険協会（協会けんぽ）．https://www.kyoukaikenpo.or.jp/g3/cat310/sb3040/r139

〔宮川惠子　川上加奈〕

JCOPY 498-22454

さくいん

CKD 教育入院テキスト Ⓒ

発　行　2020 年 3 月 1 日　　初版 1 刷

監修者　冨永直人
　　　　今野雄介

編集者　川崎市立多摩病院 CKD 教育入院
　　　　ワーキンググループ

発行者　株式会社　中外医学社
　　　　代表取締役　青木　滋

　　　　〒 162-0805　東京都新宿区矢来町 62
　　　　電　話　　03-3268-2701(代)
　　　　振替口座　　00190-1-98814 番

組版 /(株)月・姫　　　　　　　　　　　〈SK・KN〉
印刷・製本/横山印刷(株)　　　　　　　Printed in Japan
ISBN978-4-498-22454-4